3D 打印多孔钛合金骨科应用基础与转化研究

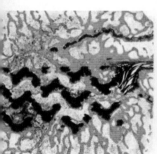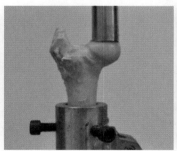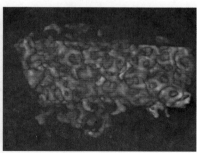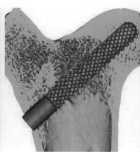

主 编 郭 征

科学出版社

北 京

内 容 简 介

　　3D打印技术的应用可以实现多孔钛合金材料的精确空间构型设计与制造，制备出外形仿真、内部结构可控的个性化金属骨骼，加速了多孔钛合金材料在骨科和相关领域的研究与应用。作者团队长期从事3D打印多孔钛合金材料骨替代修复的应用基础研究工作，研究内容涵盖多孔钛合金材料设计制备、材料本体属性、材料表面改性、材料生物相容性、材料生物力学和材料大动物评价等临床前全过程研究评价。

　　本书以3D打印多孔钛合金置入材料临床前研究为主线，以基础、应用研究案例和法规为支撑，期望为从事医疗领域3D打印技术应用的医师和研究人员提供参考。

图书在版编目(CIP)数据

3D打印多孔钛合金骨科应用基础与转化研究/郭征主编. —北京：科学出版社，2022.10
ISBN 978-7-03-073401-3

Ⅰ.①3… Ⅱ.①郭… Ⅲ.①快速成型技术－应用－多孔金属－钛合金－骨科学－生物材料 Ⅳ.①R318.08

中国版本图书馆CIP数据核字（2022）第188236号

责任编辑：王海燕 / 责任校对：张 娟
责任印制：赵 博 / 封面设计：吴朝洪

科 学 出 版 社 出版
北京东黄城根北街 16 号
邮政编码：100717
http://www.sciencep.com

北京九天鸿程印刷有限责任公司 印刷
科学出版社发行　各地新华书店经销
*

2022 年 10 月第 一 版　开本：787×1092　1/16
2022 年 10 月第一次印刷　印张：12
字数：277 000

定价：108.00 元
（如有印装质量问题，我社负责调换）

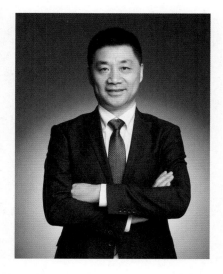

郭征　教授、主任医师、博士研究生导师。空军军医大学(原第四军医大学)唐都骨科医院院长、骨科主任、全军骨肿瘤研究所所长。

现任中华医学会医学工程学分会数字骨科学组组长，中国抗癌协会骨肿瘤与骨转移瘤专业委员会副主任委员，中国抗癌协会肉瘤专业委员会骨盆学组组长，全军骨科学会骨肿瘤专业委员会副主任委员等。

目前是国家重点研发计划项目（新一代脊柱生物材料与植入器械的临床及临床转化研究，课题编号：2017YFC1104901）首席科学家，哈佛大学麻省总医院骨肿瘤研究中心讲座教授，承担国家科技部 863 计划项目 3 项、国家自然科学基金 6 项、军队及省部级课题 6 项，获国家科技进步一等奖 1 项（第二完成人），获军队医疗成果一等奖和陕西省科学技术一等奖各 1 项（第一完成人），获国家发明专利授权 12 项。发表论文 173 篇（其中 SCI 论文 68 篇），主编及参编专著 8 部。培养博士后 2 名、博士 21 名、硕士 23 名，被评为第四军医大学"精品课教员"。

临床研究方向包括数字技术（导航、3D 打印、机器人）辅助骨肿瘤外科治疗及骨科新型生物材料与植入器械创新研发，倡导骨肿瘤精准外科治疗理念与技术应用，2014 年领衔完成世界首例 3D 打印钛合金个性化锁骨和肩胛骨假体植入手术，开创 3D 打印个性化假体临床应用先河。先后荣立个人二等功 1 次、三等功 4 次，2015 年被原陕西省卫生和计划生育委员会授予"三秦最美医生"称号，2019 年获军队优秀专业技术人才一类岗位津贴。

编著者名单

主　编　郭　征

副主编　李小康　李述军　伍苏华　郭晓磊

编　者（按姓氏笔画排序）

王财儒　中国人民解放军西部战区总医院

石　磊　空军军医大学第一附属医院（西京医院）

伍苏华等　维度（西安）生物医疗科技有限公司激光选区熔化技术组

刘文文　空军军医大学第二附属医院（唐都医院）

汤　臻　空军军医大学第二附属医院（唐都医院）

孙嘉怿　国家药监局医疗器械技术审评中心

李　勇　中国人民解放军东部战区海军医院

李小康　空军军医大学第二附属医院（唐都医院）

李述军　中国科学院金属研究所

吴　昊　空军军医大学第二附属医院（唐都医院）

闵　玥　国家药监局医疗器械技术审评中心

侯文韬　中国科学院金属研究所

高　鹏　湖南省人民医院（湖南师范大学附属第一医院）

高进涛　国家药监局医疗器械技术审评检查大湾区分中心

郭　征　空军军医大学第二附属医院（唐都医院）

郭晓磊　国家药监局医疗器械技术审评中心

钛合金由于其良好的生物相容性和力学特性已成为骨修复替代的主流金属材料。但实体钛金属材料由于金属-骨界面骨整合不良及应力遮挡效应引发的骨吸收，仍常导致置入失败。多孔钛合金因保留了较好的机械强度，同时具有较低的弹性模量和多孔特性，从而成为骨修复替代产品研发的优势材料，受到研究者的青睐。然而，传统的造孔烧结、钛珠烧结或钛丝烧结等工艺制备的多孔钛合金材料存在孔隙结构不可控，力学性质不均一，孔隙连通性不佳等问题，使其临床应用效果受限。近年来，随着3D打印技术的兴起，可以实现多孔钛合金材料的精确空间构型设计与制造，制备出外形仿真、内部结构可控的个性化金属骨骼，达到骨关节缺损精准修复重建的目的，由此加速了3D打印多孔钛合金材料在骨科和相关领域的研究与应用。国内许多骨科中心和研发团队在这一领域做了大量的工作。但是，对3D打印多孔钛合金及其衍生产品研发与应用的热情并不能掩盖许多研究者基础研究薄弱问题，由此也带来相关创新产品使用的高风险。因此，有必要对3D打印多孔钛合金的基本特性进行阐述。

本书作者自2005年就开始从事3D打印多孔钛合金材料骨替代修复的应用基础和转化研究工作。在国家重点研发计划项目、国家863计划课题和国家自然科学基金课题等20余项课题的资助下，研究内容涵盖多孔钛合金材料设计制备、材料本体属性、材料表面改性、材料生物相容性、材料生物力学和材料大动物评价等临床前全过程研究评价，揭示了该创新材料的基本特性和应用价值，取得了系列研究成果，并最终实现3D打印多孔钛合金植入物的临床转化。在创新研发过程中，不仅建立了有效的医工交互平台，还设计制备出一系列3D打印个性化定制骨科多孔钛合金植入物，通过大动物模型验证和优化，使产品更具应用特色。

针对目前3D打印多孔钛合金植入材料在应用基础研究方面的盲区和不足，本书以3D打印多孔钛合金骨科应用基础和临床转化研究为主线，在总结凝练团队研究经验的基础上，阐明相关临床转化研究思路与流程，希望为读者提供一本具有快速入门、技术指导和答疑解惑的实用参考书。

中华医学会医学工程学分会数字骨科学组组长
中国抗癌协会骨肿瘤与骨转移瘤专业委员会副主任委员
中国抗癌协会肉瘤专业委员会骨盆学组组长
中国医师协会骨科医师分会骨科3D打印专业委员会副主任委员

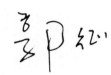

目　录

下篇　3D 打印多孔钛合金假体临床转化与监管

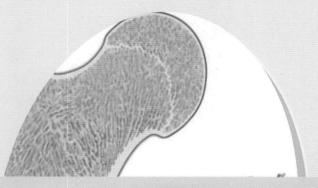

上 篇
3D 打印多孔钛合金骨科应用基础

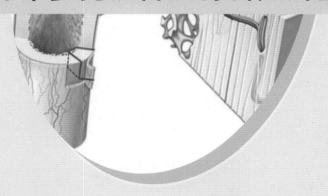

第1章

3D 打印多孔钛合金的概念、发展历史及骨科应用价值

第一节 概念及发展历史

一、概述及定义

多孔材料是一种由相互贯通或封闭孔洞构成的网络结构材料，孔洞的边界或表面由支柱或平板构成。其概念是相对于普通密实材料提出的，共同特点是包含大量孔隙。这里的孔隙是指设计者和使用者所希望出现的功能相，它们为材料的性能提供优化作用。而在材料的制备、加工和使用过程中，常会遇到诸如缩孔、疏松、裂隙等孔洞缺陷形式，它们的出现往往作为裂纹萌生和扩展的中心，对材料的性能产生不利影响，从而限制材料的应用范围和使用寿命。因此，所谓多孔材料，必须具备如下两个要素：一是材料中包含有大量的孔隙；二是所含孔隙被用来满足某种或某些设计要求以达到所期待的使用性能指标。

二、发展历史

金属多孔材料的研究最早源自 1943 年，B.Sosnik 试图往铝熔融金属中添加水银而汽化得到铝多孔材料。经过半个多世纪的研究和发展，金属多孔材料不仅保留了金属的延展性、可焊性及导电性等优良特性，还具有了一系列优于致密体结构材料的特殊性能：质量轻、优良的综合力学性能（主要是强度与刚度的匹配）、可吸收与冲击方向无关的较高冲击能量等。

钛合金多孔材料具有与人体骨组织相匹配的弹性模量，能够有效避免植入物与人体骨弹性错配，内部存在的大量孔隙更有利于周围细胞的长入和新骨的生长，从而显著促进骨组织形成能力，在生物材料领域具有良好的应用前景。然而，由于钛合金的熔点高，与高温下空气中的氧气和氮气具有良好的亲和性，很难采用需在高温、高真空条件下进行的液态发泡法制备多孔钛合金，因此，各国科学家根据钛合金的特性，研发了多种钛合金多孔材料的制备方法。

（一）粉末冶金法

粉末冶金法是目前制备钛合金多孔材料的常用方法，其孔隙大小一般不大于 0.3mm，孔隙率通常低于 30%，通过特殊的制备工艺或实验方案，也可以获得孔隙率高于 30% 的多孔材料样品。

1. 松装烧结法 在模具内装入钛合金粉末或小钛珠，并且保证疏松，在烧结过程中疏

松的钛粉或固体颗粒部分熔化粘结，形成多孔结构，该方法制备的多孔材料孔隙率可以达到 40%～60%。

该方法主要通过对原料粒度的选择及压坯过程中填料的疏松程度来控制最终的孔隙状态，但无法直接控制孔的形状、大小及孔隙率。比如用球形粉末制备的多孔材料，由于球与球之间的熔接，因此构成的孔隙为非球形，烧结连接处为锐角，在往复的应力下很容易造成应力集中，成为疲劳裂纹源。此种方法制备的孔隙率不高于 50%。李伯琼、张其翼等分别以钛粉（平均颗粒直径为 19.2μm，纯度达到 99.9%）和粒径为 600μm 的钛珠为原料，高温烧结，制备出了孔隙之间相互连通的、孔隙率＜50% 的开孔多孔材料。用钛珠烧结的多孔样品的孔隙直径可以达到 200μm，选用表面光滑的钛珠，可以避免孔隙形成微孔。

2. 添加成孔剂法　该方法是制备生物医用多孔金属材料中比较常用的方法。首先，在制备前将基体金属粉末与成孔材料进行混合处理并压坯，然后利用化学方法或高温烧结，将成孔材料去除，获得金属多孔材料。成孔材料的选择方面，首先不能污染基体材料，其次容易去除，目前常见的成孔材料有聚苯乙烯、碳酸氢铵、聚乙烯醇、氢化钛、淀粉、硬脂酸、尿素、天然纤维、石蜡等。在基体金属粉末的选择方面，纯钛、钛合金粉末及混合型粉末（如钛钼合金粉末、钛镍合金粉末等）都可以作为孔壁的基体材料。

C.E.Wen 等以纯度为 99.9% 的商业纯钛（粉末直径 200～500μm）为基体材料，制备出的医用多孔钛合金孔隙率为 35%～80%，然而这种方法得到的多孔材料孔隙状态并不均匀，一种是平均直径为 300μm 的大孔，另一种是在大孔孔壁上均匀分布的直径约为 10μm 的小孔，这种结构有助于诱导骨组织生长。

3. 有机海绵浸浆烧结法　将有机海绵作为预成型的骨架，浸润到基体粉末或浆料中，待浆料中的有机溶剂挥发，然后通过烧结将有机海绵分解，最终得到具有连通结构的多孔材料。这项技术的难点是在浸完浆料后，去除多余溶剂的过程，既要保证孔壁上浸渍粉末的均匀，又要避免形成闭合气孔，这是最后制成的多孔金属样品成败的关键因素，决定了样品的孔隙率和最终的力学性能。

4. 钛 - 海绵烧结法　以纯钛粉作为溶剂，将具有 3D 连通结构孔隙率约为 60%、孔隙直径约为 350μm 的聚氨酯海绵泡沫作为载体浸于其中，在真空环境下高温烧结。在这一过程中，聚氨酯挥发，剩下的纯钛粉末发生凝结，构成了具有连通结构的多孔钛合金。这种方法制备的多孔钛孔壁表面粗糙不平，孔隙直径为 300～600μm，孔隙率为 50%～60%，弹性模量约为 0.64GPa，此种方法不可避免地含有少量闭合的气孔。

（二）发泡法

发泡法制备原理为将发泡剂加到基体材料中，当发泡剂遇热时形成大量气泡，待冷却后得到含有大量气孔的多孔材料。根据发泡剂的选择，可以分为固态发泡法和浆料发泡法。这项技术原理并不难，其难点在于对发泡剂的控制，要避免形成不均匀的多孔结构。

1. 固态发泡法　该技术在制备多孔纯钛和多孔 Ti-6Al-4V 合金领域已经成功运用。这项工艺中将热等静压技术进行了合理运用。首先将钛合金粉末装在不锈钢罐中，排出易与钛合金反应的空气，同时充入氩气，控制热等静压的压力和温度，得到含有高压的均匀的氩气小孔的毛坯块体。然后进行高温烧结，随着温度的升高，高压的氩气小气泡受热胀大，得到钛合金多孔材料。这种方法解决了因钛合金熔点太高（1668℃）而无法使用液态发泡剂的难题，但无法制备出高孔隙率（＞50%）的多孔材料。

2. 浆料发泡法　该方法具有成本低的特点，通过控制发泡剂的量来控制孔隙的尺寸和数量。具体做法：将发泡剂与金属粉末的混合物，通过加热、发泡、烧结的过程制备出多孔金属材料。这种工艺制备的多孔材料连通性较好，但孔的大小并不均匀，经常是在较大的孔（100～700μm）的孔壁周围均匀分布着许多微米级别的小孔。

（三）纤维烧结法

纤维烧结法制备钛合金多孔材料由4个步骤组成：制丝、制毡、压制、烧结。以钛纤维（直径0.2mm）为原料能制备出孔隙率为29%～84%的多孔材料，呈开孔状态，结构类似于螺旋状，尺寸为100～700μm，最高的屈服强度可以达到230MPa，弹性模量约为4GPa。

（四）等离子喷涂法

将细钛粉（粉末粒径约50μm）与粗钛粉（粒径约为300μm）混合，随氩气气流经等离子束溅射到钛合金板上，在钛合金板上就可以形成孔隙率约为40%、孔隙直径为300～500μm的多孔钛合金，其中在大的气孔壁上分布着大量直径为0.1～1μm的微小气孔。这种多孔钛合金抗压强度最高能达到280MPa，弯曲强度为101MPa，弹性模量为14GPa。

（五）自蔓延高温合成法

苏联最早提出了自蔓延高温合成法，又称燃烧合成法，可以用来制备钛合金复合材料或金属间化合物。其工艺原理为：利用原料间反应放出的热量为后续的反应提供能量，使反应能继续下去，一旦反应发生，整个反应就迅速进行，生成具有大比表面积的多孔材料。该方法的优点是工艺简单、耗能小、周期短，能够有效降低制造成本。

（六）增材制造技术

增材制造（additive manufacturing，AM）技术，通常称为3D打印，是指基于离散-堆积原理，由零件3D数据驱动直接制造零件的科学技术体系。相对于传统的、对原材料去除、切削、组装的加工模式不同，是一种"自下而上"通过材料累加的制造方法，而非传统加工技术的减材技术。对于金属材料，AM技术一般以电子束或激光为能量源，通过对零件的3D数字模型分层切片处理，使其离散成一系列2D数据文件，然后按照每层的文件信息通过计算机系统控制电子束或激光束移动将金属粉末逐层熔化堆积，最终得到与设计文件完全一致的样件。由于该技术具有数字化精确制备特征，且不受高熔点金属限制，适用于钛合金多孔材料的制备，因此在医疗领域引起了广泛关注。目前比较成熟的医用钛合金植入物AM制备技术主要为激光选区熔化（SLM）和电子束选区熔化（EBM）技术，大多关于医用金属植入物增材制备、性能及其应用研究也主要集中在这两种技术。

2003年，瑞典查尔莫斯大学开发出EBM设备。Heinl等利用EBM成型技术制备出孔隙率为25%～60%的多孔Ti-6Al-4V合金，其对应的弹性模量为30～1GPa，与人体骨的弹性模量相似；Li利用EBM成功制备了具有圆柱孔型的多孔Ti-6Al-4V合金，通过测试多孔试样的静态压缩性能，得该多孔试样的压缩屈服强度和压缩强度分别为（73±8）MPa和（116±10）MPa；Li等通过EBM制备孔隙率为62.0%～83.5%的菱形十二面体结构Ti-6Al-4V合金，研究孔隙率对应力疲劳性能的影响，结果表明多孔试样的疲劳强度随孔隙率的增加而减少，且疲劳性能是由循环棘轮效应和疲劳裂纹的萌生及扩展共同作用的。Liu 等研究扫描速度对 EBM 制备具有拓扑优化结构的 Ti-24Nb-4Zr-8Sn 合金，结果显示扫描速度越小，能量输入较高，孔缺陷越少。Wang 等利用 EBM 制备具有不同孔隙率的多孔 Ti2448 合金，其对应的孔型为菱形十二面体结构，并对其疲劳性能进行测试，疲劳强度随弹性孔隙率的增加而减少。

SLM 技术由德国 Fraunhofer 研究所最早提出并设计出世界上第一台基于此技术的 3D 打印设备。中国由华南理工大学最早开展了该技术研究并开发出相关的成型设备。近年来，SLM 被广泛应用于医学领域。Sallica 等利用 SLM 制备立方结构多孔 Ti-6Al-4V 合金，多孔结构的机械性能符合 Ashby-Gibson 模型；Habijan 采用 SLM 制备多孔 Ti-Ni 形状记忆合金，发现 Ni 离子的释放量随激光束直径的减少而减少，且加工参数的改变会影响多孔结构的表面形貌；Zhang 等利用 SLM 技术第一次制备出带有立方结构的髋臼杯，并研究扫描速度对试样性能的影响，试样的密度和微观硬度随着扫描速度的减小而增加；Liu 研究扫描速度对具有拓扑优化结构的多孔 Ti2448 合金性能的影响，扫描速度为 500 ~ 1500mm/s，研究表明：扫描速度为 750 mm/s 时，多孔试样的力学性能最好。

第二节　特性和优势

多孔材料由于其孔隙的存在而具有密度小、透气率高、比表面积大、比力学性能高、阻尼性能好等特性，因而使其不仅在热、声、磁等方面具有致密材料所没有的独特性能，而且在结构承载的减重、缓冲、减振等方面发挥着重要作用。由于其优异的物理、力学性能，多孔材料已成为一种兼有功能和结构双重属性的具有巨大应用潜力的新型工程材料。近年来，这种材料的应用涉及航空航天、医学、环保、石油化工、冶金机械和建筑等行业，可应用于过滤、消音、隔热、热交换、减振、包装、屏蔽、生物移植、电化学过程等诸多场合，引起了越来越多国内外材料研究者的广泛关注。

如前所述，各国学者研究了多种钛合金多孔材料的制备方法，包括粉末冶金法、纤维编织法等。与传统多孔材料制备方法相比，增材制造技术制备钛合金多孔材料具有以下优势：①在制备多孔试样过程中不需要有特定的夹具或模具，因此简化了实验过程，缩短了实验周期；②样品制备结束后，未融化的粉末可以回收利用，节约成本；③可以实现个性化定制，满足不同患者的需求；④能够精确控制多孔试样的孔型及孔隙率，从而实现对其力学性能的控制。

由于增材制造技术在钛合金多孔材料制备技术方面独特的优势，因此在生物医学领域受到了广泛关注。

第三节　3D 打印多孔钛合金材料的骨科应用价值

金属假体的核心应用价值在于完成实现骨关节缺损的结构和功能重建。传统机械假体受材料属性和加工方式等方面的限制，在骨与金属之间的结构匹配、力学相容和界面整合方面存在缺陷，因此，多孔金属材料的研究应运而生。但是，传统方法制造的多孔金属植入物在骨整合方面仍存在一些问题，主要表现为：①传统制造的内植物大多有统一标准，无法进行患者骨缺损的个性化匹配；②在制造过程中，难以保证结构的均一，从而导致假体材料断裂、脱落等风险增加；③微孔结构不均一，孔隙参数无法控制，难以保证孔隙的连通，成骨相关细胞无法迁移进入支架内部，造成骨长入不良。此外，从成本上来讲，传统制造多孔金属植入假体周期长，定制复杂，成本较高。

3D 打印金属假体的出现有效解决了上述问题，主要表现在：① 3D 打印是基于计算机辅助的数字化技术，对患者骨缺损区域进行分析后获取数据，之后输出打印出与患者缺损部位完全匹配的金属假体，有效避免了形状不匹配带来的植入适配困难；② 3D 打印金属假体结构均一，孔隙朝向一致，能够良好地分散和降低应力，减少金属材料弹性模量高带来的应力遮挡效应，同时高度连通的多孔结构增加了接触面积，提高了植入的初始稳定性；③针对孔隙结构的基本单元，孔径大小和孔隙率等参数能够进行设定，实现孔隙之间的互联互通，从而促进成骨细胞的迁入和增殖，实现植入物与宿主骨组织之间的生物固定；④成本低，周期短，患者获益多。

在 3D 打印金属假体植入体内后，评价植入是否成功的重要标准就是假体是否与宿主骨骼之间产生了紧密连接，也就是我们所说的"骨整合"。骨整合是指植入物与周围骨组织之间形成的一种无纤维结缔组织的骨性结合，这种结合状态使得 3D 打印金属假体在体内保持长期稳定，避免假体松动和下沉带来的翻修或手术失败。从基础研究结果来看，3D 打印多孔金属假体良好的骨整合效果已经得到证实。以钛合金（Ti-6Al-4V）为例，其在致密结构时弹性模量可高达 130GPa，而人体骨皮质的弹性模量为 20GPa，骨松质为 0.4GPa，因此在植入后会产生明显的应力遮挡效果，而利用 3D 打印技术将钛合金（Ti-6Al-4V）支架的孔隙率提高到 60% 时，支架的弹性模量可降低至 3GPa。3D 打印多孔钛合金（Ti-6Al-4V）通过调节孔径大小、孔的形状设计和孔隙率均能够对细胞成骨分化和体内骨的长入产生积极影响。尽管对最佳的多孔结构设计目前还没有定论，但普遍认为使细胞能够长入，物质能够流通的最小孔径为 100μm，在此基础上国内外学者进行了大量的实验，Li 等利用 3D 打印技术制备了三种不同孔径（300 ～ 400μm，400 ～ 500μm，500 ～ 700μm）的多孔 Ti-6Al-4V 支架，并将其植入山羊的距骨以观察骨整合效果，结果发现 300 ～ 400μm 孔径打印的多孔 Ti-6Al-4V 骨整合效果良好。Taniguchi N 等将孔隙率为 65%，孔径分别为 300μm、600μm、900μm 的 3D 打印多孔钛合金支架植入兔的胫骨，研究不同孔径大小的骨整合情况。结果发现 300μm 支架的骨长入最少，而 600μm 支架不仅力学性能较好，其骨整合和支架固定情况也最佳。陈继营等通过 3D 打印技术制备了个性化多孔钛合金加强块，并将其用于重建巴马小型猪髋臼缺损，结果发现 3D 打印多孔钛合金加强块骨整合效果良好。作者团队通过 3D 打印技术制备多孔 Ti-6Al-4V 椎间融合器，并将其植入到小尾寒羊体内观察颈椎融合效果，结果显示 3D 打印多孔 Ti-6Al-4V 融合器具有良好的融合，且骨 - 植入物界面整合效果很好。

现有研究表明，多孔结构能够显著降低材料的弹性模量，并且多孔结构允许体液传输、新生血管及骨组织的长入，从而比非多孔材料具有更好的骨传导性与骨整合能力。因此，多孔金属特别是多孔钛合金的研究逐渐得到学者的关注。目前已有多种多孔钛合金植入物得到应用，其中包括椎间融合器、人工椎体、髋臼杯和多个部位的个体化定制 3D 打印假体，均取得满意的临床疗效。

主要参考文献

[1] 刘培生 . 多孔材料引论 . 北京 : 清华大学出版社 , 2004.

[2] Simancik F. Introduction: The Strange World of Cellular Metals, 2003: 1-4.

[3] Nune KC, Misra RDK, Gaytan SM, et al. Biological Response of Next-Generation of 3D Ti-6Al-4V Biomedical Devices Using Additive Manufacturing of Cellular and Functional Mesh Structures. Journal of Biomaterials & Tissue Engineering, 2014, 4: 755-771.

[4] Takemoto M, Fujibayashi S, Neo M, et al. Mechanical properties and osteoconductivity of porous bioactive titanium. Biomaterials, 2005, 26: 6014-6023.

第 2 章
3D 打印多孔钛合金材料的结构设计与影响

第一节　孔型设计及分类

一、多面体单元设计

（一）单元结构的选择

作为单元结构，多面体的几何形状对多孔材料的力学性能具有实际的意义。多面体由多边形组成。图 2-1 为具有相等的顶点数和相等边缘长度的两个正多边形，多边形是可以自相交（边缘越过其他边缘），也可以非自相交。对于植入的多孔结构，为了保证良好的贯通性，要避免孔棱交叉，也就是尽量选择非自相交多面体作为孔隙单元。

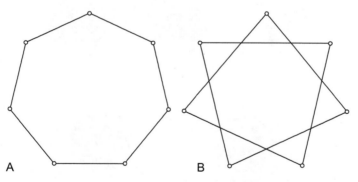

A　　　　　　　　　　B

图 2-1　两个七边正多边形：非自相交与自相交

（二）设计准则

多面体形状通常分为两类，即凸形和凹形。凸多边形或凸多面体不包含孔或缺口。如果在其任意两点之间画一条线段，那么线段上的每一点都在该多面体上。图 2-2 所示的是凸多面体（立方体）和非凸多面体（星状截顶六面体）。首先，为了说明问题，所示的多面体都看成是闭孔的结构，如果每个单胞结构仅由单胞的边缘组成（单胞间呈开放式连接），那么该结构就称为开放型结构。对于开孔多孔材料，多孔支架结构需要开放的单元或中空的结构。由于极端几何研究的复杂性及制备的烦琐性，凹形形状多面体（即非凸形形状）省略不作参考研究。而凸形形状的多面体又可以分为以下几类：柏拉图式多面体（规则凸多面体）、阿基米德多面体（半规则凸多面体）、棱柱和反棱柱多面体。

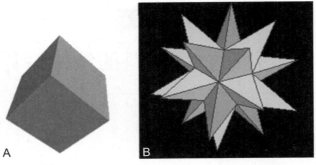

图 2-2　（A）凸面（立方体）和（B）非凸面（星状截顶六面体）多面体

（三）具有代表性的多面体

1. **柏拉图式多面体**　柏拉图实体是多面体的最基本形式，每个点有相同数目的边，并且整个多面体由相同的多边形构成。可以形成闭合的凸起的多面体，没有其他组合方式。有 5 个典型的柏拉图式多面体，即立方体、四面体、十二面体、八面体和正二十面体。柏拉图式多面体符合欧拉定律：

$$F - E + V = 2$$

式中，F 为面的数量，E 为边的数量，V 为顶点的数量。5 种柏拉图式多面体如图 2-3 所示。

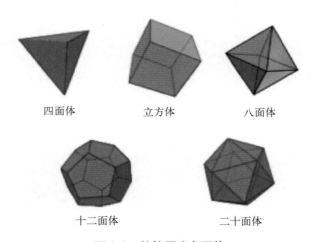

四面体　　　　　立方体　　　　　八面体

十二面体　　　　　二十面体

图 2-3　柏拉图式多面体

2. **阿基米德多面体**　阿基米德多面体是由多个正多边形组成的凸多面体，多边形的种类大于 1，每个顶点是等效的。这就意味着在每个顶点周围出现相同的多变形，并且顺序相同。与柏拉图实体不同，阿基米德多面体可以通过切割角（截断）、膨胀、阻挡变换、多面体间隙填充演变而来，有的从柏拉图式多面体变形而来。阿基米德多面体共有 13 种（图 2-4）。

3. **棱柱和反棱柱多面体**　棱柱和反棱柱这两类多面体属于阿基米德多面体，被单独列出来是由于它们属于无限序列的范畴。棱柱由两种相似的规则多边形组成（即棱柱的顶面和棱柱），由两个正方形和一个多边形组合成一个顶点，因此在每个顶点周围多边形数量总是 3。反棱柱也包括两个可以任意选择形状的正多面体，但是其中一个相对另一个发生

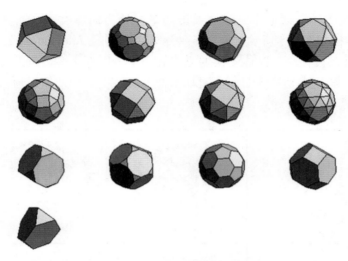

图 2-4　阿基米德多面体

转动，在这两个多边形之间与之相连接的是上下交替的三角形，连通两个多边形。在每个顶点，有 3 个三角形和上下多面体相交，因此每个顶点多边形相交的数目是 4。

二、开孔多孔材料孔型单元设计

（一）选择标准

当选择合适的多面体作为研究多孔的单元时，需要遵照以下标准。当该多面体单元具备以下 1 个限制要素时，我们认为它不适合作为多孔单元结构。

限制一：仅通过顶点或仅通过边缘连接在 3D 空间扩展。

如果多面体在接合处以边缘连接，则多面体单元之间会产生大量不规则结构的间隙，这并不适合作为多孔结构。虽然通过边缘的连接或顶点的连接也可以达到在 3D 空间有规律地重复，但这些衔接的边或顶点将不可避免地损害力学性能的完整性。

限制二：结构复杂，一个单胞内具有多个小平面。

复杂的结构必须不被考虑，通常来讲，面的数量越多，单个面和单个边的尺寸就越小。太小的面会导致加工后处理过程不易去除粉末，而且在设置打印路径时过于烦琐的结构也不利于建模。

经过筛选，可以得到 10 种符合条件的单胞，分别为截顶八面体、三角锥体、菱形十二面体、八边形棱柱、正方体、三角棱柱、六角棱柱、截顶立方体、菱形立方体、十八面体。其中三角锥体（也称为正方形金字塔形）可以自成为一个体系，并不属于之前提到的多面体体系，6 个相同的三角锥体结构可以组合成一个立方体结构，维度约束是金字塔的高度，即 1/2 的底座长度，该结构也被称为 Johnson 多面体，这个系列共有 92 种多面体，多为不规则形状。

（二）选择后分类

以上的 10 种结构中，有 6 种属于第一种排布形式，即可以密排整个空间，其余 4 种属于第二种排布形式。6 种可以密排的多面体结构分别为截顶八面体、三角锥体、菱形十二面体、正方体、三角棱柱、六角棱柱，在这 6 种多面体结构三角锥体属于 Johnson 多面体结构，截顶八面体和菱形十二面体属于阿基米德多面体类型，而其余 3 种结构属于棱柱结构。6 种结构如图 2-5 所示。在这 6 种结构中，可见 Johnson 多面体结构自成一类，正如三角锥体一样。棱柱形多面体变换的方式为：上下底面正多边形的边数不同，而侧面围成多面体的面可以看成是等效的面。阿基米德多面体有 2 种，如截顶八面体和菱形十二面体。

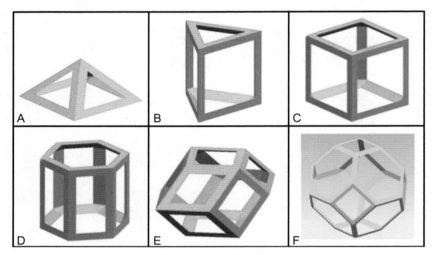

图 2-5   6 种密排结构

A. 三角锥体（G7 结构）；B. 三棱柱结构；C. 立方体结构；D. 正六面体棱柱；E. 菱形十二面体；F. 截顶八面体

第二节   3D 打印多孔钛合金材料组织和力学性能

鉴于 3D 打印技术制备复杂结构金属构件的独特优势，该技术已被广泛应用于医用钛合金多孔植入器械的制备。Ti-6Al-4V 是一种 α+β 型钛合金，有高比强度、低模量和优异的生物相容性，是医疗领域应用最广泛的钛合金材料。因此，目前大部分医用钛合金多孔材料 3D 打印制备及性能研究主要集中于 Ti-6Al-4V 合金。

一、多孔 Ti-6Al-4V 合金微观组织与相组成

图 2-6 所示是一些利用 EBM 技术制备的无序泡沫和规则网格 Ti-6Al-4V 合金多孔样品。由于打印过程中熔池冷却速率快，泡沫和规则网格结构的孔棱都主要由 α′ 马氏体组成的（图 2-6A）。利用透射电镜可以观测到被针状 α′ 马氏体包围的少量 β 相（图 2-6C ～ F），由于 β 相的体积分数太小，无法采用 XRD 方法探测（图 2-6B）。泡沫及规则网格的孔棱表面非常粗糙（图 2-7），主要由于制备过程中粉末颗粒部分融化并烧结在其表面而造成。

二、多孔 Ti-6Al-4V 合金弹性模量

对于 EBM 法制备的孔隙率为 50% ～ 95% 的 Ti-6Al-4V 合金多孔材料，其弹性模量为 0.1 ～ 20GPa，与骨小梁和骨皮质相当（图 2-8），这样可以有效避免多孔材料植入后的力

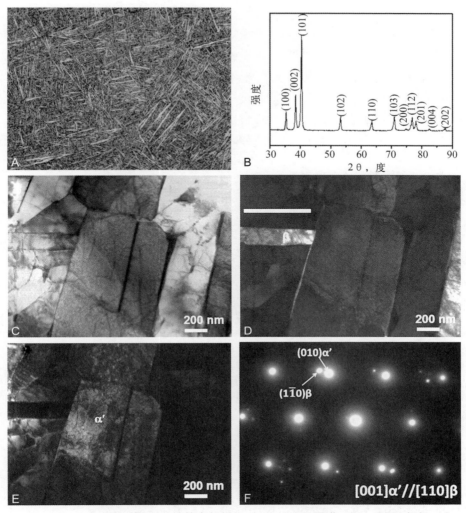

图 2-6　Ti-6Al-4V 合金多孔材料孔棱的金相组织（A），XRD 图谱（B），TEM 组织（C ~ F）

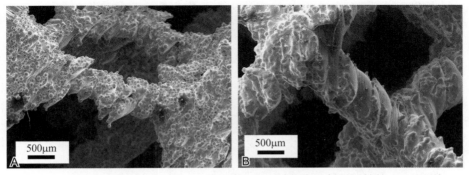

图 2-7　Ti-6Al-4V 合金泡沫（A）和网格（B）结构多孔材料孔棱的 SEM 照片

屏蔽效应，避免植入体植入人体后过早失效。一般多孔材料杨氏模量的测量方法包括共振法（动态模量）和压缩法（静态模量）。相比于动态模量，用压缩法测得的静态模量略低（图 2-8）。多孔结构的模量随着孔隙率的增加而减少，这样可以通过调节孔隙率而改变多孔材料的弹性模量。

根据 Gibson-Ashby 模型，多孔材料的相对密度与相对模量的关系可以被描述为：

$$E/E_s = (\rho/\rho_s)\,n$$

式中，下标 s 表示致密材料，以便与多孔材料区分。EBM 法制备的规则网格 Ti-6Al-4V 合金的相对模量与相对密度符合 Gibson-Ashby 模型，指数 n 为 2.0 ～ 2.4（图 2-8B）。该值与 Gibson-Ashby 模型的理论值 2.0 基本吻合。但是对于无序泡沫结构的多孔材料，报道表明其指数因子为 2.4 ～ 3.0，与理论值有较大差异，这主要与其无序结构和杨氏模量的测量方法有关。

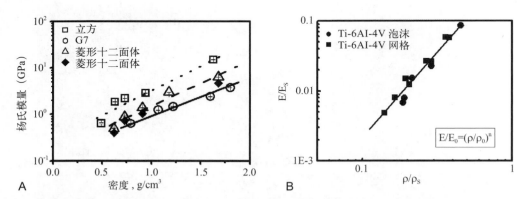

图 2-8　Ti-6Al-4V 合金不同单元孔形网格结构多孔材料杨氏模量（A），其中动态杨氏模量为空心符号），静态杨氏模量为实心符号；Ti-6Al-4V 合金泡沫结构和网格结构多孔材料相对模量（E/E_s）和相对密度（ρ/ρ_s）关系图（B）

三、多孔 Ti-6Al-4V 合金单向压缩性能

采用 3D 打印技术制备 50% ～ 95% 的 Ti-6Al-4V 合金的多孔结构，抗压强度在 3 ～ 300MPa（图 2-9）。在压缩变形过程中，Ti-6Al-4V 合金多孔结构在其峰值载荷下形成变形带，随后变形带逐渐扩展直至整个多孔结构失效。由于含有硬脆的 α′ 相，其压缩强度达到最大值后迅速下降，随后随着形变的进行，应力发生剧烈的上下起伏，呈现出典型

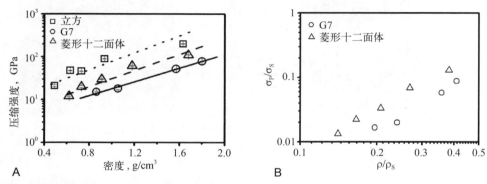

图 2-9　不同孔形 Ti-6Al-4V 合金网格结构多孔材料压缩强度（A），相对强度（σ_p/σ_s）与相对密度（ρ/ρ_s）（B）的关系图

的脆性多孔材料的变形行为（图 2-10A）。为改善这一不足，可以采用以下措施：①单元孔型调整。对于规则网格多孔材料，其压缩强度和变形行为是由作用于单元孔棱力的屈曲和弯曲分量的耦合作用决定的。通过孔型设计，可以调整 Ti-6Al-4V 合金多孔结构的变形行为和强度。当施加于孔棱力的屈曲分量占主导时，多孔材料表现出较高的抗压强度，但其应力 - 应变曲线表现出脆性多孔材料的变形行为。当弯曲分量占主导时，多孔材料的弹性变形规律与 Gibson-Ashby 模型吻合较好，通过提高弯曲分量可以使应力 - 应变曲线呈现出韧性多孔材料变形行为（图 2-10）。②梯度孔隙设计。梯度多孔材料的变形行为符合各均匀组分应力 - 应变响应的权重平均值。通过适当设计每个均匀组分的性能和积分数，可以制备出兼具高强度和高吸收能的梯度多孔材料，而这些性能在均匀多孔材料中无法同时获得。具有优异性能的梯度多孔材料的设计，可以用于制造具有径向梯度 / 层状密度分布的仿生植入体，如股骨和胫骨等。③热处理。采用热处理和热等静压等后处理手段可以形成 α+β 相的层状结构，使多孔材料压缩强度降低，但塑性提高。热处理对弹性模量的影响不明显。

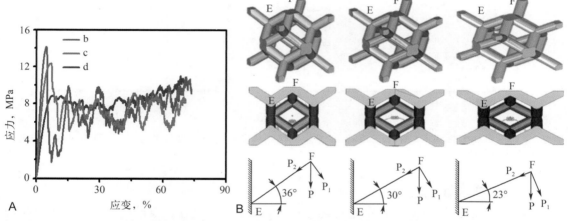

图 2-10　Ti-6Al-4V 合金不同孔形菱形十二面体网格结构多孔材料的应力 - 应变曲线（A）；Materialize 软件设计的菱形十二面体单元模型（B）；增加孔棱受力的弯曲分量的单元模型

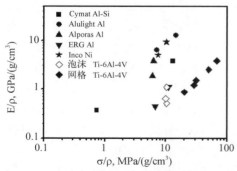

图 2-11　EBM 法制备的 Ti-6Al-4V 合金泡沫结构和网格结构多孔材料的比模量和比强度关系图及其与文献报道多孔金属材料对比

Ti-6Al-4V 合金多孔材料的相对强度和相对密度遵从 Gibson-Ashby 模型所描述的线性关系，但是它的指数 n 值高于理论值 1.5（图 2-9B）。无序泡沫和规则网格结构多孔材料的比强度随比模量增加而单调增加（图 2-11）。在相同比模量的条件下，规则网格结构比无序泡沫结构具有更高的比强度。与其他多孔材料比较，EBM 法制备的 Ti-6Al-4V 合金在相同比模量时具有更高的比强度（图 2-11）。

四、多孔 Ti-6Al-4V 合金疲劳性能

由于 3D 打印的 Ti-6Al-4V 合金多孔结构含有硬脆 α′ 马氏体相且其孔棱表面非常粗糙（图 2-7），

导致其归一化后的疲劳强度比仅为 0.10 ～ 0.25，显著低于实体材料的 0.4。为保证 3D 打印 Ti-6Al-4V 合金多孔结构在人体内长期安全服役，各国学者尝试了多种方法来提高其疲劳强度。

（一）密度调整

3D 打印 Ti-6Al-4V 合金多孔结构的密度正比于其压缩疲劳强度。如图 2-12 所示，在相同应力水平下，疲劳强度随着相对密度的提高而增大。然而，研究后发现多孔结构归一化后的 S-N 曲线符合单幂指数曲线的形式，其相对疲劳强度（σ_{comf}/σ_0）和相对密度（ρ/ρ_0）也具有良好的线性关系（图 2-12B），其指数因子为 2.7，高于由 Gibson-Ashby 模型的理论值（1.5），也高于文献中报道的泡沫铝（1.8）和泡沫镍（2.1）的指数因子。尽管不同材料具有不同的指数因子，但仍可以根据孔隙率的数据来评价多孔材料的疲劳强度。

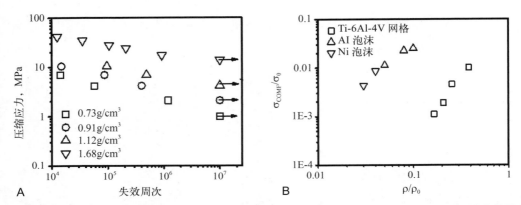

图 2-12　EBM 法制备的不同密度 Ti-6Al-4V 合金网格结构多孔材料的 S-N 曲线（A）及相对疲劳强度与相对密度的关系图

（二）多孔结构设计

多孔结构的力学性能很大程度上取决于其单元网格的设计。通过调整多孔结构的孔隙大小和单元孔形状可以调节多孔结构的杨氏模量、静态压缩强度和变形行为。通过与报道中实体及泡沫铝的结果进行对比，合适的孔型结构可以将归一化后 3D 打印 Ti-6Al-4V 合金多孔结构的疲劳强度提升到 0.6，因此单元孔型调整是一种提升其疲劳性能的有效方法。目前，各国学者提出了很多机制来解释其疲劳强度的提升。Yavari 等认为疲劳强度与不同孔型多孔结构中孔棱的表面形貌、缺陷及受力情况相关。Zhao 等认为多孔材料的疲劳性能主要由施加于单元孔棱力的屈曲和弯曲分量的耦合作用决定，通过调整多孔材料单元孔形貌以改变两种分量的匹配，可以使孔棱局部应力释放的同时降低其在疲劳过程中的循环蠕变速率，进而可以在较低相对密度下提升其压缩疲劳强度（图 2-13）。Zargarian 等通过数值仿真模拟不同孔型结构的多孔钛合金疲劳行为后发现，疲劳强度与循环周次之间符合幂指数形式或 Basquin 方程，其幂函数的系数与结构的相对密度和几何形状有关。Ahmadi 等指出 3D 打印金属多孔生物材料的归一化疲劳强度相对于改变孔型结构的设计更依赖于材料本身的力学性能。

（三）热处理

对 3D 打印 Ti-6Al-4V 合金多孔结构在 α+β 两相区进行退火，孔棱内部包含的针状 α'

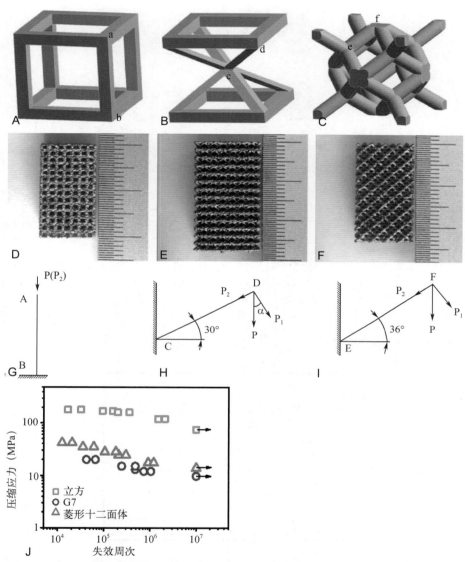

图 2-13   立方、G7、菱形十二面体单元模型（A～C）；EBM 法制备的 Ti-6Al-4V 合金不同结构的多孔材料（D～F）；孔棱受力的屈曲分量和弯曲分量示意图（G～I）；立方、G7、菱形十二面体网格结构多孔材料的 S-N 曲线（J）

马氏体相转变为 α+β 相（图 2-14），同时 α 片层的宽度随着退火温度的不同而发生改变。在接近相变点的高温两相区进行退火后形成了粗大的 α 片层，其宽度和长度比值增加，使得 Ti-6Al-4V 合金多孔结构的塑性明显提升（图 2-15A）。这种具有更高塑性的显微组织可以显著降低单元孔节点处的应力集中，同时阻碍裂纹的萌生，从而提升 3D 打印 Ti-6Al-4V 合金多孔结构的疲劳强度（图 2-15B）。

（四）HIP 处理

气雾化粉末在快速凝固的过程中包含的气孔及低熔点元素的挥发是 3D 打印样品中孔洞缺陷形成的主要原因。对于 3D 打印 Ti-6Al-4V 合金实体样品，疲劳裂纹易于在这些孔

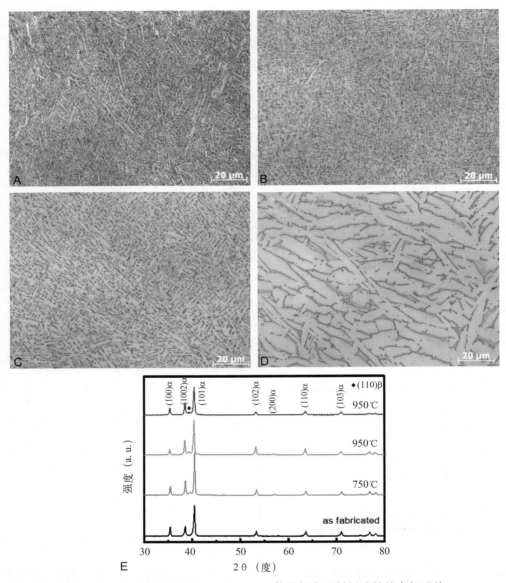

图 2-14　不同退火条件下 Ti-6Al-4V 网格结构多孔材料孔棱的金相照片

A. 原始态；B. 750℃保温 1 小时，炉冷（C）850℃保温 1 小时，炉冷（D）950℃保温 1 小时，炉冷；相应试样的 XRD 图谱（E）；B～D 图中，α 和 β 相分别呈现亮色和暗色

洞的周围萌生，因而疲劳强度明显降低，热等静压（hot isostatic pressing，HIP）处理可以消除这些孔洞，从而提高构件的疲劳性能。对于 3D 打印 Ti-6Al-4V 合金多孔样品，HIP 处理可以消除孔棱内部的孔洞并明显降低显微硬度和屈服强度，显著提高 3D 打印 Ti-6Al-4V 合金多孔样品疲劳强度。由于在多孔样品中孔洞的存在对疲劳强度并没有显著影响，因此疲劳性能的提升主要是因为 HIP 处理使孔棱内脆性 α′ 马氏体相转变为 α+β 层片相，有利于阻碍裂纹萌生和扩展。

（五）表面处理

金属材料的表面形貌可以显著影响其高周疲劳性能。对于 3D 打印的钛合金多孔样品，

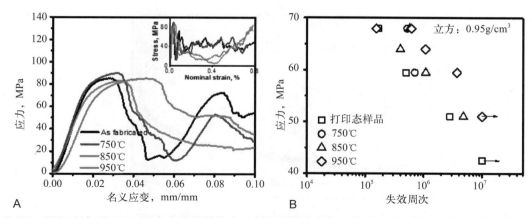

图 2-15　EBM 制备 Ti-6Al-4V 合金网格结构多孔材料原始态和退火态的应力 - 应变曲线（A）和 S-N 曲线（B）

由于熔池小，熔化面积小，熔池周围的粉末容易粘到其边缘，造成孔棱表面黏附着部分半熔融及未熔融的粉末，使其表面形貌非常粗糙。在循环形变过程中疲劳裂纹易于在这些未融粉末根部萌生，从而降低多孔材料的疲劳性能。化学腐蚀能够有效改善 3D 打印 Ti-6Al-4V 合金多孔结构的孔棱表面形貌。通过调整化学溶液成分及腐蚀时间可以控制 3D 打印 Ti-6Al-4V 合金多孔样品孔棱腐蚀的速率，使孔棱表面的粗糙度降低，降低多孔材料节点处的应力集中，从而提高多孔材料的疲劳性能。

（六）梯度多孔设计

梯度多孔材料是指多孔材料的孔结构在材料的某个取向上呈梯度变化的一类多孔材料。通过调整孔隙的尺寸和相对密度不仅可以使开孔结构在拥有高孔隙率的同时具有高的强度，还可以在特定区域优化组织的生长和适应不断改变的应力。近年来，EBM 或 SLM 被应用于制备功能性梯度多孔钛合金。研究结果显示，相较于均匀孔隙分布多孔钛合金，功能性梯度多孔钛合金在力学性能及生物相容性方面具有更好的表现。对于层状梯度多孔材料，由于其各组分具有不同的力学性能，在循环形变过程中疲劳裂纹在各组分内依次萌生，导致其循环蠕变的速率不断发生变化（图 2-16 和图 2-17）。梯度多孔结构的疲劳寿命可以用以下公式进行预测：

$$N = N_1 + N_2 + \cdots + N_m + \cdots + N_n = \sum_{K=1}^{n} (\varepsilon_{RK} - \varepsilon_{R(K-1)} - \cdots - \varepsilon_1) \cdot C_K / \sigma_K^h \qquad （式 2\text{-}1）$$

式中，σ_K 是 K 组分中的即时应力，ε_{RK} 是 K 组分在瞬时应力 σ_K 下裂纹萌生时对应的应变，σ_K 和 ε_{RK} 与各梯度组分所占的体积分数和力学性能密切相关，C_K 和 h 是 K 组分的材料相关常数。

式 2-1 可以用于预测梯度多孔结构的疲劳性能，其理论结果与实验结果具有良好的一致性。由该式可见，梯度多孔结构的疲劳寿命主要取决于循环变形过程中各组分内部的应力分布，而该应力分布又由各组分所占的体积分数及其力学性能所决定。通过合理地设计不同组分的体积分数和力学性能，梯度多孔材料可以兼具高疲劳强度及高吸收能（图 2-18）。

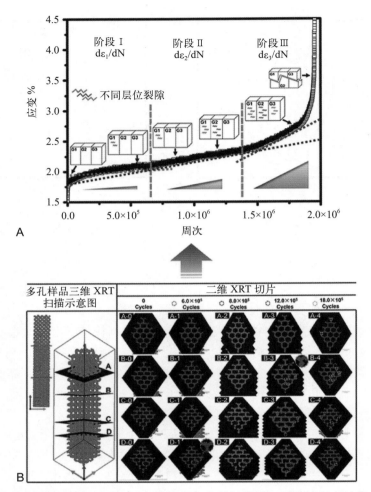

图 2-16   (A) EBM 法制备梯度 Ti-6Al-4V 网格结构多孔材料的循环形变过程中的应变累积曲线；（B）
梯度网格结构多孔材料停止在图（A）中的不同阶段的 CT 扫描照片；A、B、C、D 面分别是 G3、G2、
G1 层样品三维视图中不同 XRT 扫描截面；标号 0、1、2、3、4 表示在不同循环加载阶段 XRT 扫描截面；
与原始形貌相比，彩色圆圈表明经过一定周次循环加载后，孔棱出现疲劳裂纹；基于（B）图中的 XRT
扫描结果，在（A）中示意总结了随着循环形变的进行，G1、G2 和 G3 层中的裂纹萌生和扩展

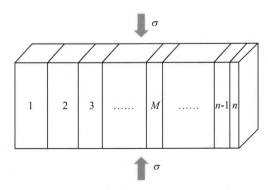

图 2-17   N 组分 Ti-6Al-4V 合金网格结构多孔材料示意图（1，2，3，……，M，……，n）

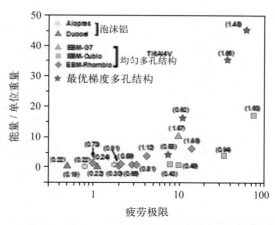

图 2-18　EBM 制备 Ti-6Al-4V 梯度网格结构、均匀网格结构和金属蜂窝结构多孔材料的疲劳强度和吸收性能对比图，括号内的数值表示多孔结构的密度

第三节　多孔钛合金材料腐蚀性能

材料的腐蚀性能通常与其表面状态和比表面积相关，相比于致密块体钛合金，多孔钛合金由于复杂孔结构的存在，使得其暴露在电解质中的表面积更大，有可能导致其腐蚀性能降低。也有观点认为表面积并不是影响多孔结构腐蚀速率的唯一因素，孔的连通性和几何形状也会限制电解液流动，影响腐蚀性能。部分学者还认为多孔钛合金的腐蚀特性与缝隙腐蚀相似，孔隙相当于缝隙，阻碍了介质在孔内的扩散。这将会导致孔隙内外的离子浓度及电位分布不同，氧气浓度出现差异，形成氧浓差电池，产生自催化效应，导致孔隙内部加速溶解，这将使得孔隙内部的钝化膜首先破损，导致多孔钛合金发生局部腐蚀。

目前在 3D 打印技术制备的多孔钛合金力学性能及生物性能方面已经取得了良好进展，而对于腐蚀性能的研究甚少且没有定论。腐蚀是材料与环境相互作用的宏观结果，为了明确 3D 打印技术制备的多孔钛合金的腐蚀行为，首先要明确 3D 打印技术制备的致密块体钛合金的腐蚀特性及其钝化膜相关性能，为更为复杂的腐蚀过程奠定基础，也为多孔医用钛合金的实际应用提供指导。

一、3D 打印制备的致密块体钛合金腐蚀特性

以在 3D 打印制备的生物医用钛合金领域广泛应用的 Ti-6Al-4V 合金为例，对其腐蚀性能的研究主要集中在以下几个方面。

（一）微观组织对致密块体钛合金腐蚀性能的影响

对于电子束熔融（EBM）制备的 Ti-6Al-4V 合金，由于加工过程中的铺粉预热过程，降低了材料在加工过程中的冷却速度，同时减缓了 β 相向 α 相的转变速度，导致其显微组织由较多的 β 相和板条状马氏体 α 相构成，且晶粒更细小，尺寸在 0.3 ～ 0.8μm。在 37℃的 PBS 溶液中，电化学结果显示其耐腐蚀性能比传统锻造 Ti-6Al-4V 合金更好一些，这主要是高比例的 β 相增加了电荷转移阻力，并降低了金属溶解反应的速率。而且细层状 α 相

和 β 相抑制了合金元素在各相中的不均匀分布,降低了 α 相和 β 相之间的电流效应。

选择性激光熔融(SLM)制备的 Ti-6Al-4V 合金由于加工过程中冷却速率快,导致其显微组织中存在少量 β 相和大量针状马氏体 α′ 相,在 3.5 wt.% NaCl 溶液中,与商用 Grade-5 级 Ti-6Al-4V 合金相比,电化学测试结果显示 SLM 制备的 Ti-6Al-4V 合金耐腐蚀性能较差。

(二)不同加工方向

在 1 M HCl 溶液中对 EBM 制备 Ti-6Al-4V 合金进行电化学测量,其成型方向分别与加工平面成 0°、45°、55° 和 90° 夹角。结果表明,β 相含量和电位面积内的晶界长度以加工方向 45° < 90° < 55° < 0° 的顺序同步递减,导致耐腐蚀性能以 45° < 90° < 55° < 0° 的顺序略有提升。

按加工方向不同将 SLM 制备的 Ti-6Al-4V 合金划分为 XY、XY、XY 平面,其中 XY 平面与加工方向垂直,XY 平面和 XY 平面与加工方向平行。分别在 3.5 wt.% NaCl 溶液和 1 M HCl 溶液中测量这三个平面的电化学腐蚀性能。在 3.5 wt.% NaCl 溶液中,不同平面间并没有明显区别,而在 1 M HCl 溶液中,XY 平面具有最好的耐腐蚀性能。

(三)钝化膜特性

钛合金表面形成的保护性钝化膜对其腐蚀性能具有重要影响。EBM 制备的 Ti-6Al-4V 合金表面钝化膜成分与传统锻造 Ti-6Al-4V 合金表面钝化膜成分相似,主要由满价氧化物 TiO_2、Al_2O_3 及一些非满价氧化物 TiO_x 和 AlO_y($0 \leqslant x \leqslant 2$,$0 \leqslant y \leqslant 1.5$)组成,但是 EBM 制备的 Ti-6Al-4V 合金钝化膜中 TiO_2 含量更高,因而形成的钝化膜更稳定。此外,EBM 制备的 Ti-6Al-4V 合金中细小的晶粒和高密度晶界,为氧扩散提供了通道,加快了钝化膜在初始阶段的形核生长速率,促使在合金表面形成的钝化膜更致密,保护性更好。

二、3D 打印制备的多孔钛合金腐蚀特性

(一)激光选区熔化(selective laser melting,SLM)制备多孔钛合金腐蚀行为

1. 缝隙腐蚀　通过 SLM 技术制备高孔隙率(85%,HP)和低孔隙率(50%,LP)的多孔 Ti35Zr28Nb 合金和 CP-Ti 样品,经过预处理后的样品进行称量(精确到 0.1mg),组装在缝隙腐蚀装置中,每个装置中安装两种不同孔隙率的样品组合,分别在 37℃的 Hank 溶液和 95℃的 3.5 wt.% NaCl 溶液浸泡 28 天。取出浸泡后的样品观察其形貌,并没有发现明显的腐蚀迹象,说明多孔 Ti35Zr28Nb 合金和 CP-Ti 合金具有良好的耐缝隙腐蚀性能。将浸泡后的样品清洗、干燥,并再次称重。结果表明,高低孔隙率的两种多孔材料质量均没有明显变化,在 37℃的 Hank 溶液中,质量变化在 − 0.6 ~ 0mg,在 95℃的 3.5 wt.% NaCl 溶液中,质量变化在 − 0.8 ~ 0.3mg。

2. 电化学测试　如前文所述,对于多孔材料电化学测试样品的制备方法,若采用树脂镶嵌多孔样品,将会导致孔隙内部被树脂所填充,不能反映孔结构在介质中的真实服役状态,所以采用聚四氟乙烯胶带将样品与细钛丝相连接的位置密封,该方法可以还原介质在多孔钛合金孔隙内部传输、滞留等特点。

钛及钛合金优异的耐腐蚀性能来源于其表面自发形成的保护性氧化膜,该层膜通常为双层结构,外层为疏松层(porous layer),内层为致密阻挡层(barrier layer),在钛合金

接触到溶液之后,电极 / 电解质界面会生成氧化膜,完成由 Ti 基体逐渐向高价氧化物的转变,对电极表面的保护性能增强。多孔 Ti35Zr28Nb 合金和 CP-Ti 在 Hank 溶液中的开路电位显示,当接触到电解质后,无论孔隙率高低,这两种材料的 E_{ocp} 都向正方向移动 0.15 ~ 0.30V,且都在 1 小时内达到了稳定电位,虽然 E_{ocp} 的最终稳定值不同,但相差并不大,在 − 0.3 ~ − 0.15V。在 3.5 wt.% NaCl 溶液中,有相似的规律,电极电位呈上升趋势,最终稳定在 − 0.3 ~ − 0.2V。由于开路电位是一个非平衡电极反应,由阳极反应和阴极反应共同决定,当阳极反应速度等于阴极反应速度时,材料上的电极电位将达到一个稳定值,这个稳定值就是金属在该溶液中的腐蚀电位,又称开路电位或混合电位。通常,金属材料的开路电位越负,则这种金属越容易被介质中的侵蚀性物质所腐蚀。反之,开路电位越正,这种金属材料受腐蚀的倾向性越小。从腐蚀热力学角度来说,多孔 Ti35Zr28Nb 合金和 CP-Ti 在 Hank 溶液和 3.5 wt.% NaCl 溶液中逐渐上升的电位说明它们的表面上都迅速生成氧化膜。

动电位极化曲线是一种探求材料电极过程的方法,不同孔隙率的多孔 Ti35Zr28Nb 合金和 CP-Ti 在 Hank 溶液和 3.5wt.%NaCl 溶液中动电位极化曲线波动不同。对于极化曲线的噪声波动,可以解释为多孔样品与 Ti 丝之间接触不良引起的导电性能不佳,也有可能是受多孔材料内部粗糙的表面所影响。通常,当活化 - 钝化金属的临界钝化电流密度 < 100μA/cm² 时,该金属在腐蚀介质中易自发钝化行为,进入稳定的钝化区间,并且一旦钝化膜发生局部破裂后,材料具有较强的自修复能力,能迅速完成再钝化过程,所以多孔 Ti35Zr28Nb 合金和 CP-Ti 在 Hank 溶液和 3.5wt.%NaCl 溶液中具有优异的钝化性能。

(二) 选择性激光烧结 (selective laser sintering, SLS) 制备多孔钛合金腐蚀行为

1. Mo 元素含量对 SLS 工艺制备的 Ti-Mo 合金腐蚀性能的影响　使用 SLS 工艺制备多孔 Ti- (4-10) Mo 合金 (分别为 4%、6%、8%、10%Mo),Mo 含量的不同导致烧结后的 Ti-Mo 合金形貌有差异。多孔 Ti- (4-6) Mo 合金主要由孔径非常小的封闭孔组成,孔边缘光滑,且孔壁接近完全致密化。而在多孔 Ti- (8-10) Mo 合金中,有大量不规则形状的孔彼此连接,孔边缘粗糙且呈波浪状,孔壁中有一些微孔的疏松结构。随着 Mo 含量从 4wt.% 增至 10wt.%,多孔 Ti-Mo 合金中总孔隙率从 36% 增加至 42%、50% 和 61%;开放孔隙率从 13% 增至 18%、45% 和 57%;平均孔径从 65μm 增至 78μm、105μm 和 130μm。

2. 孔隙率对 SLS 工艺制备的多孔 Ti-Mo 合金腐蚀性能影响　在 0.9 wt.% NaCl 溶液中对 SLS 工艺制备的不同孔隙率的多孔 Ti-10Mo 合金进行电化学测试,孔隙率依次为 28%、42%、54%、63%,相对应的孔径依次为 56μm、113μm、150μm、178μm。随着孔隙率升高,多孔 Ti-10Mo 合金的腐蚀电位下降,腐蚀电流密度升高,整体腐蚀性能降低。

(三) 电子束选区熔化 (electron beam melting, EBM) 制备多孔钛合金腐蚀行为研究

无论是上文提及的传统电化学方法、浸泡法、电阻法,都只能实现对多孔钛合金整体腐蚀性能的评估,但对于孔隙内部微环境内的离子浓度和材料表面电位的变化无法进行原位监测,对孔隙内部钝化膜的类型、成分、厚度、半导体特性等无法进行确切表征。为解决这一问题,考虑将复杂的 3D 多孔结构简化成 1D 单孔结构的叠加,借鉴缝隙腐蚀模型,对模型装置加以优化,模拟了多孔钛合金孔隙内部的腐蚀微环境,与微电极与微盐桥相结合，实现了原位监测孔隙深度对多孔钛合金腐蚀行为的影响，该方法具有推广至不同孔径尺寸及不同孔隙深度的潜力。

1. 孔隙深度对腐蚀微区环境的影响 在这种原位监测模型的辅助下，对孔隙深度为 60mm 的 EBM 制备的 Ti-6Al-4V 合金不同孔隙深度微区内 Cl^- 和 H^+ 离子及合金表面电位进行实时监测。随着孔隙深度的增加，多孔 Ti-6Al-4V 合金孔隙内 Cl^- 和 H^+ 离子浓度略有升高，电位值降低。但随着监测时间的延长，各个孔隙深度位置材料表面电位值均在升高。由于浸泡结束后样品表面并没有明显腐蚀迹象，说明在该环境下，EBM 制备的多孔 Ti-6Al-4V 合金仍然具有优异的耐腐蚀性能。结合 $Ti-H_2O$ 相图，在模拟人体缓冲液 PBS 中监测 14 天后，孔隙深度 60 mm 内全部位于钝化区，说明钛合金表面的钝化膜未被破坏，样品表面仍然主要以 TiO_2 的成分存在。

2. 孔隙深度对钝化膜特性的影响 利用 X 射线光电子能谱（XPS）对 Ti-6Al-4V 合金不同孔隙深度表面钝化膜进行成分分析，以 Ar^+ 逐层溅射。考虑到钝化膜的主要成分是 Ti 的氧化物，以 Ti 元素为例，对 Ti 2p 谱进行分峰定量分析。在钝化膜溅射深度为 6nm 时，孔隙深度为 10 ～ 20mm 时，没有溅射到 Ti^0，说明在这些位置表面钝化膜厚度大于 6nm；而在孔隙深度为 30 ～ 60mm 时，出现 Ti^0 峰，即钝化膜厚度小于 6nm。此外，随着孔隙深度的增加，TiO_2 峰所占减小，说明钝化膜中 TiO_2 含量有所降低，钝化膜稳定性下降。

第四节 孔径大小对骨长入的影响

多孔结构在 3D 打印金属材料中的重要性已得到公认。但是对于骨长入的最佳孔径和孔隙率目前尚存在争议。设计 3D 打印金属多孔结构的关键参数包括孔隙率、孔径大小和孔的连接度等，这些参数对于金属支架的机械性能和生物学性能有着重要影响。在设计多孔结构时，主要目的是尽可能地仿生人体骨结构，达到满意的临床修复效果。从理论上讲，金属支架的孔隙率越高，在植入人体内后就有更多周围干细胞迁入支架并进行成骨分化，同时其血管化程度也应该更高。而孔隙率太低会导致细胞生存空间狭窄，同时不利于细胞的黏附增殖。但是随着孔隙率的增加，金属材料的弹性模量和强度会大幅度下降，而这也可能导致多孔金属材料的植入失败。因此，孔隙率和孔径的选择是一个综合考量的过程，其最有力的评价指标始终是体内的骨修复效果。

Hirota M 等在体外实验中发现，人间充质干细胞分别与孔隙率 60%、73% 和 87% 的多孔钛进行共培养，87% 孔隙率的多孔钛显著促进了骨钙素基因的表达及成骨分化。Alice Cheng 等在 3D 打印的不同孔隙率（15%，38%，70%）的多孔钛合金上培养人成骨细胞系 MG63，结果表明随着孔隙率的增加，成骨细胞分化水平升高。但体内的结果与体外并不一致。Van der Stok J 等在大鼠股骨缺损模型中探究 2 种不同孔隙率 3D 打印多孔钛支架的骨整合效果，结果发现高孔隙率（88%）与低孔隙率（68%）的多孔钛合金支架在骨形成能力方面无明显差异。之前 Kujala S 等应用不同孔隙率（46.6%，66.1%）的多孔镍钛合金支架修复大鼠股骨缺损，结果也表明两者的骨形成情况无明显差异。作者团队通过孔隙率分别为 55%、77% 和 85% 的多孔钛合金支架材料进行体外研究发现，随着孔隙率增大，支架材料细胞接种效率和细胞增殖均逐渐降低（图 2-19）。

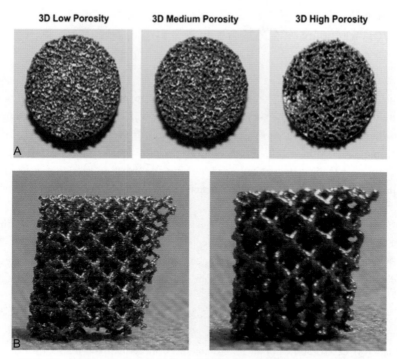

图 2-19　不同孔隙率多孔钛合金支架材料细胞接种效率和细胞增殖

　　除孔隙率外，另一个重要影响参数是孔径，Hulbert SF 等在 1970 年最早提出骨科植入物多孔结构的孔径至少为 100μm，才能够满足骨组织长入的基本要求。但 Itala AI 等将孔径大小为 50 ～ 125μm 的钛板植入兔的远端股骨，发现对于骨长入来说，100μm 的孔径并不限制骨长入。而 Zhao D 等研究发现，当 3D 打印多孔钛支架孔径大小为 1000μm 时，此时的支架压缩强度过低，而且抗疲劳性能差。因此目前对 3D 打印多孔金属材料孔径优化的范围也集中在 100 ～ 1000μm。

　　在 100 ～ 1000μm 的基础上，研究者们做了大量体内、体外试验来比较不同孔径的 3D 打印金属材料的生物学性能。Chang B 等应用孔径大小为 188 ～ 390μm、孔隙率为 70% 的多孔钛网研究其对大鼠间充质干细胞（BMSCs）及兔股骨缺损的生物学作用，结果发现小孔径早期促进 BMSCs 的分化，而大孔径多孔钛网促进 BMSCs 的增殖及骨长入。S.Van Bael 等比较了 500μm 和 1000μm 的 3D 打印多孔钛合金支架对人骨膜细胞（hPDCs）的影响，结果与之前研究类似，500μm 孔径培养的人骨膜细胞成骨分化能力更强，但细胞在 1000μm 孔径的多孔钛合金支架上增殖效率更高。在体外研究的基础上，Taniguchi N 等将孔隙率为 65%，孔径分别为 300μm、600μm、900μm 的 3D 打印多孔钛合金支架植入兔的胫骨，研究不同孔径大小的骨长入情况。结果发现 300μm 支架的骨长入最少，而 600μm 支架不仅力学性能较好，其骨长入和支架固定情况也最佳。而且 Ran Q 等研究孔径分别为 400μm、600μm、800μm 的 3D 打印多孔钛合金支架在体内的骨修复效果，结果也证实 600μm 孔径的 3D 打印支架的骨长入效果最佳。除此之外，其他一些相关研究也证实 600μm 左右的孔径大小打印出来的多孔金属最适合作为医疗骨科植入物。

　　综上所述，对于 3D 打印骨科金属植入物来说，较高的孔隙率和合适的孔径对于体内的骨长入有重要意义。结合既往的研究及实验结果，我们认为 3D 多孔金属的孔隙率和孔径参数分别在 70% 和 600μm 左右最适合应用于骨科植入领域。

主要参考文献

[1] Hirota M, Hayakawa T, Shima T, et al. Tohnai, High porous titanium scaffolds showed higher compatibility than lower porous beta-tricalcium phosphate scaffolds for regulating human osteoblast and osteoclast differentiation. Mater Sci Eng C Mater Biol Appl, 2015, 49: 623-631.

[2] Cheng A, Humayun A, Cohen D J , et al. Schwartz, Additively manufactured 3D porous Ti-6Al-4V constructs mimic trabecular bone structure and regulate osteoblast proliferation, differentiation and local factor production in a porosity and surface roughness dependent manner. Biofabrication, 2014, 6（4）：045007.

[3] Van der Stok, J. , O. P. Van der Jagt, et al. Selective laser melting-produced porous titanium scaffolds regenerate bone in critical size cortical bone defects. J Orthop Res, 2013, 31（5）：792-799.

[4] Kujala S, Ryhanen J, Danilov A, et al. Tuukkanen, Effect of porosity on the osteointegration and bone ingrowth of a weight-bearing nickel-titanium bone graft substitute. Biomaterials, 2003, 24（25）：4691-4697.

[5] Hulbert S F, Young F A, Mathews R S, et al. Stelling, Potential of ceramic materials as permanently implantable skeletal prostheses. J Biomed Mater Res, 1970,4(3): 433-456.

[6] Itala A I, Ylanen H O, Ekholm C, et al, Pore diameter of more than 100 microm is not requisite for bone ingrowth in rabbits. J Biomed Mater Res, 2001, 58(6): 679-683.

[7] Zhao D, Huang Y, Ao Y, et al, Effect of pore geometry on the fatigue properties and cell affinity of porous titanium scaffolds fabricated by selective laser melting. J Mech Behav Biomed Mater, 2018, 88: 478-487.

[8] Van Bael S, Chai Y C, Truscello S, et al. Schrooten, The effect of pore geometry on the in vitro biological behavior of human periosteum-derived cells seeded on selective laser-melted Ti6Al4V bone scaffolds. Acta Biomater, 2012, 8（7）：2824-2834.

[9] Taniguchi N, Fujibayashi S, Takemoto M, et al. Effect of pore size on bone ingrowth into porous titanium implants fabricated by additive manufacturing: An in vivo experiment. Mater Sci Eng C Mater Biol Appl, 2016, 59: 690-701.

[10] Ran Q, Yang W, Hu Y, et al, Osteogenesis of 3D printed porous Ti6Al4V implants with different pore sizes. J Mech Behav Biomed Mater, 2018, 84: 1-11.

第 3 章
3D 打印多孔钛合金材料的制备技术

第一节 不同制备技术简介

根据热原不同，钛合金多孔材料增材制造技术可分为激光和电子束两种，其中常见的激光增材制造技术有选择性激光烧结技术（SLS）、选择性激光熔化技术（SLM）、激光近净成形技术(LENS)等，电子束增材制造技术主要包括电子束选区熔化技术。在这些技术中，目前比较成熟且应用较广的医用钛合金多孔材料制备技术主要有激光选区熔化（SLM）技术和电子束选区熔化（EBM）技术。下面针对两种技术做一下简介。

一、激光选区熔化（SLM）技术

激光选区熔化（SLM）系统最早由德国制造商研发，并于 20 世纪 90 年代开始商业化。图 3-1 是一典型的 SLM 系统示意图。SLM 系统使用激光源输入能量，并且激光束由聚焦在粉末床上的镜偏转系统控制，以在选定区域中熔化粉末。输入能量可高达 1kW，扫描镜的机械运动允许精确的激光束扫描，速率高达 15m/s。粉末层的厚度通常在 20 ～ 100μm。在制备过程中，工作仓内充满纯氩气，以防止部件被氧化。

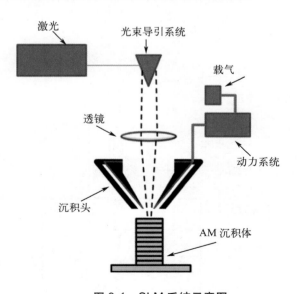

图 3-1 SLM 系统示意图

SLM 制备样品的性能主要由其工艺参数决定，包括输入能量、扫描速度、填充空间和层厚度等。Simchi 将能量密度表示为：

$$E=P/vts \qquad (式 3-1)$$

式中，P 是输入功率，v 是扫描速度，t 是层厚度，s 是填充空间。

粉末颗粒的最小熔化能量为：

$$E_{min}=（C_p \Delta T + C_M）\rho V \qquad (式 3-2)$$

式中，C_p 是恒压下的热容量，C_M 是潜热，ρ 是粉末颗粒密度，V 是平均颗粒体积（$4\pi r^3/3$，其中 r 是颗粒半径），ΔT 是熔化开始所需要上升的温度。根据式 3-2，加工效率可表示为：

$$\eta=E_{min}/\rho dvs \qquad (式 3-3)$$

式中，ρ 是构件密度，d 是激光束（聚焦）直径或光斑尺寸。

构件中的缺陷主要由能量不足、球化效应、金属蒸发、热影响区、热流体动力学等因素造成，从而使构件的表面粗糙度和力学性能受到影响。在 SLM 制备过程中，通过调整式 3-1 中的各参数来避免以上各种因素发生，能够获得近全致密构件。

二、电子束选区熔化（EBM）技术

瑞典 Arcam AB 公司在 20 世纪 90 年代末开发了电子束选区熔化（EBM）技术。图 3-2 是 Acram A2 EBM 系统的示意图。EBM 技术与 SLM 技术具有相同的工作流程，与 SLM 技术的主要区别在于 EBM 技术使用电子束来代替激光束作为能量源，其在 60kV 加速电压下运行，并且电子束连续扫描粉末床，冲击粉末后动能转换为热能熔化粉末，整个过程在真空室中进行。为避免电子束冲击粉末时产生飞溅，需要对粉床进行预热，使粉末预烧结，通常预热温度 $\geq 0.4T_M$（T_M 是粉末熔化温度）。预热过程中，电子束扫描在高电子束电流和超快的扫描速度下完成（$\geq 10^3 mm/s$），比在熔化粉末时的扫描速度快出约 100 倍。与 SLM 系统相比，EBM 系统的扫描速度要高出数个数量级。SLM 和 EBM 系统束能量输入的上述差异导致 SLM 和 EBM 产品不同的微观结构和机械性能。通过调整工艺参数可以使 EBM 制造构件的致密度和微观组织、均匀性等得到改善，从而优化构件的力学性能。

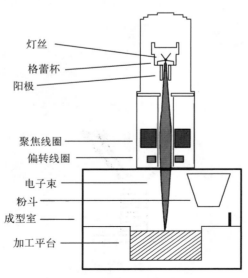

图 3-2　EBM 系统示意图

第二节　各类制备技术的优缺点

一、激光选区熔化（SLM）技术

SLM 技术是在选区激光烧结（SLS）的基础上发展起来的，利用激光为热原将金属粉末直接融化。SLM 技术是由德国 Fraunhofer 研究所最早提出的，并且设计出以该技术为基础的 3D 打印设备。而中国最早是由华南理工大学研究该技术且开发出相关的成型设备。但是 SLM 在制备样品过程中容易产生应力集中，因此样品容易变形，从而阻挠刮刀运行，且受到材料种类及粉末质量的影响，所用到的 SLM 设备目前都依赖于进口。

二、电子束选区熔化（EBM）技术

EBM 是另一种快速成型方法，它是一种以电子束为热原进行选区熔融制备金属多孔材料的方法。目前 EBM 设备主要是由瑞典的 Arcam 公司生产。在制备样品时，首先利用 CAD 软件设计多孔试样的单元结构，然后利用 Magics 软件通过布尔运算将单个结构按照一定的排列方式组合成目标 3D 试样，随后将设计的 3D 试样进行切片处理，最后通过 CAD 控制将设计的试样一层一层地制备出来。

电子束增材制造已成为许多领域受欢迎的成型技术。电子束增材制造相对选区激光熔融具有以下优点。

1. 电子束增材制造在制备样品时，设备处于真空状态，因此样品在制备过程中不会发生氧化，保证了试样的高强度。

2. 电子束转化为热能的功率远大于选区激光熔融，且热原的密度高于激光，因此提高了制备试样的效率。

3. 电子束可以制备更加精细的试样，减少了后续余料的去除。这是由于电子束的束斑小于激光束斑。

4. 电子束相对激光具有更高的扫描速度，因此电子束制备的试样内应力较小，减少试样在制备过程中产生变形的可能性，提高试样制备的成功率。

5. 电子束的强度、位置及角度是由磁场和电场控制的，而激光的控制系统比较复杂。因此电子束的控制更精确。

第三节　3D 打印多孔钛合金关键制备技术要点

一、多孔设计意图

多孔钛合金根据设计目的意图可分为以下两种情况。

1. **轻量化减重**　以减重轻量化为目标的多孔单元尺寸较大，一般在 5mm 以上，单元丝径较粗，确保在拥有足够强度的同时减轻器件整体重量，常见的有菱形十二面体单元结构和六面体单元结构（图 3-3）。

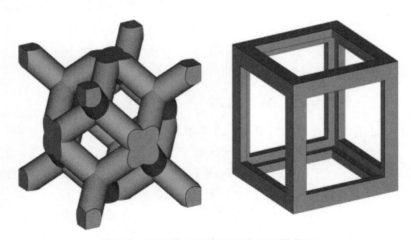

图 3-3   菱形十二面体单元和六面体单元

2. 多孔仿生涂层   为促进骨科植入物与人体融合而设计的多孔涂层结构，仿生涂层多孔的单元尺寸一般较小，单元尺寸在 3mm 以下，孔径 500 ～ 900μm，以获得良好的细胞附着性，促进骨细胞增殖，从而使植入物器件与人体牢固结合，防止松动。常见的有金刚石结构和利用特殊算法生成的随机仿生结构（图 3-4）。

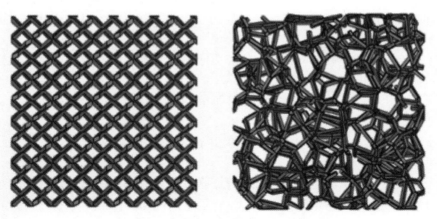

图 3-4   金刚石结构和随机仿生结构

二、常见多孔设计工具

设计多孔单元的工具经常与设计意图有很大联系，常见的规则有序单元可利用正向工程软件进行精准的参数化设计得到，常见的有 UG、Soildwork、Creo 等。

近年来随着仿生结构概念的兴起，使用计算机算法技术获得随机仿生多孔结构的手段也越来越多，利用算法得到的随机单元结构与人体骨骼内部结构非常近似，这有利于植入器械在人体内的固定和骨细胞的快速增殖。可以设计随机单元结构的常见软件有 3-Matic、Within Medical 和 Netfabb。

三、多孔结构设计精度与实际打印精度误差

多孔结构单元有 4 项重要尺寸参数：孔径、梁径、单元尺寸、孔隙率。利用计算机软件设计的多孔结构的尺寸精度与划分三角面片的数量有密切联系，通过提升三角面片数量，可以得到精度极高的多孔结构，可控精度在 0.001mm 级别，甚至更小。

实际打印精度控制与以下参数联系密切：设备能量源输出功率、能量光斑精度、粉末颗粒度、单层铺粉厚度、扫描速度。通过对设备参数的探索与优化组合，多孔材料的制造精度可达 ±0.01mm 精度级别。

四、多孔结构粉末清理与连通性验证

多孔结构在制备时，选用的设备绝大多数为粉末床铺粉打印设备，打印完成后，多孔结构内部的粉末清理是重要的后处理步骤。清除粉末的常见方法为超声震动清洗，利用超声震动将多孔结构内部粉末清除干净，也可使用高压吸尘器将多孔结构内部粉末去除。

清理完的多孔结构需要进行连通性检验，判断多孔是否连通，粉末是否去除彻底。常用判断方法如下。

1. 目视肉眼判断孔径是否连通透光，可借助辅助照明工具，照射直线孔径结构，根据透光程度判断多孔内部粉末是否清理干净。此方法适合孔径尺寸较大、单元结构和整体几何外形较简单的多孔材料。

2. 具有仿生结构的多孔涂层植入器件往往对梁壁表面是否有残留粉末的要求较高，因此针对梁壁的粉末残留检测至关重要。利用扫描电子显微镜（SEM）检测多孔结构梁壁的残存粉末是有效的检测手段（图 3-5）

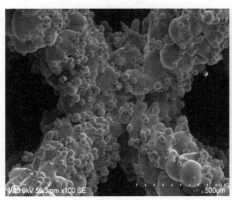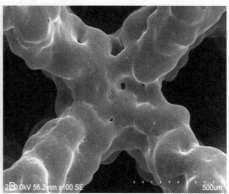

图 3-5　利用 SEM 检测粉末残留

3. 当多孔结构的几何外形结构复杂时，需借助 Micro-CT 技术对打印出来的多孔结构进行整体扫描，对扫描得到的数据进行后处理以得到真实多孔结构 3D 结构图，从而判断多孔结构内部粉末是否清理干净。此检测成本较高，耗时较长，相对检测精度最高。

第4章

多孔钛合金材料表面改性方法及材料
生物学评价方法

第一节　金属材料表面改性的意义和目的

一、概述及定义

　　表面改性是材料学领域的常用概念，是指在保持材料或制品原性能的前提下，赋予其表面新的性能，如亲水性、生物相容性、生物活性等。3D 打印多孔钛合金作为金属生物支架材料，不仅要具有良好的生物相容性、力学强度和抗腐蚀能力，同时还要有良好的生物活性来保证材料内部骨长入及血管化。表面生物活性改性是解决材料生物惰性问题的重要手段，大量研究表明，通过表面生物改性的方法能够提高材料内部的骨长入效果。因此，不同的钛合金表面改性技术被提出，以满足临床应用需求。钛合金表面改性方法多种多样，按功能主要包括两个方面：一是通过金属材料表面疏松或粗糙化处理，提高材料表面的骨传导性，增加金属与骨界面的接触面积，实现骨长入或骨长上。这类表面改性的方法主要包括表面喷砂、打磨、钛珠烧结和钛丝烧结等。二是植入材料表面成分和活性仿真涂层，主要有羟基磷灰石沉积、多糖聚合物修饰，以及生物活性因子或药物加载等。

二、多孔钛合金表面改性的目的与必要性

　　与传统的实体钛合金材料不同，3D 打印多孔钛合金材料本身已经具有新骨长入材料孔隙，形成的机械锁固结构可大大增强骨组织与多孔钛合金植入物的结合稳定性，获得较好的长期固定效果。那么，多孔钛合金是否还有进行材料表面改性的必要呢？

　　前期研究发现，对于体积较小的多孔钛合金材料，术后 3 个月即可有较好的骨长入效果，且材料与骨界面结合紧密（图 4-1A 和 B）。但是当材料体积增大，如在椎间融合器植入模型研究中，可以观察到多孔钛合金边缘具有较好的骨长入，但中心部位骨长入量较边缘部分明显减少，并且长入骨组织与多孔钛合金材料之间仍然存在骨整合不良导致的界面间隙（图 4-1C 和 D），会给植入物在体内的长期稳定带来隐患。因此，多孔钛合金材料仍然有必要进行材料表面的改性处理以促进多孔钛合金材料内部的骨与血管长入，提高界面骨整合能力。

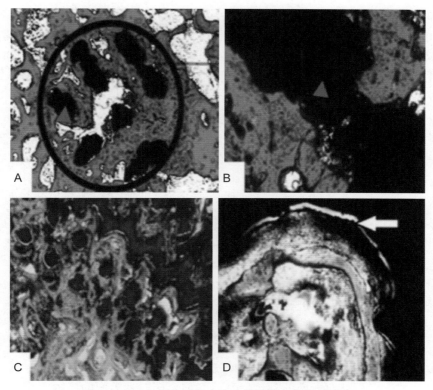

图 4-1　3D 打印多孔钛合金内部骨长入组织学观察

A. 小体积植入物（直径 6mm，高度 10mm）内部骨长入低倍镜观察；B. 小体积植入物（直径 6mm，高度 10mm）内部骨长入局部放大图像；C. 大体积植入物（直径 12mm，高度 7mm）内部骨长入低倍镜观察；D. 大体积植入物（直径 12mm，高度 7mm）内部骨长入局部放大图像

第二节　金属材料表面改性方法概述

一、金属材料表面改性简介

钛合金材料，尤其是 Ti-6Al-4V，以其良好的组织相容性、优异的机械性能及高度耐腐蚀性，被广泛应用于临床研究和治疗中，是当前不可或缺的骨组织替代材料，对于治疗大段骨缺损的治疗有一定优势。但是目前对于钛合金的应用仍然受到一定的限制，这是因为钛属于惰性金属，植入体内后，其不能与周围的机体组织相互作用，发生生物性融合，而只能由纤维组织进行包被，纤维组织会进一步妨碍钛合金移植物与周围骨组织的整合，往往导致移植物失败。因此，目前对于钛合金移植物的研究主要是对其表面进行修饰以增加其生物活性、电活性、化学活性等。表面改性是一种备受关注的方法，即在不改变主体材料性能的前提下对金属进行改性，在保持生物医用金属良好力学性能的同时，获得新的生物功能。同时，与设计新合金相比，表面改性通常花费较少。表面改性方法主要有物理

方法和化学方法两种。物理方法包括研磨、抛光和喷砂,用于获得特定的表面形貌和粗糙度,并去除表面污染。其他物理方法如热喷涂、等离子喷涂、物理气相沉积和离子注入,它们改变了基底表面的成分和性能,通常用于生物医学金属,特别是钛及其合金上制备薄膜或涂层。对于化学方法,有化学处理、电化学处理、溶胶 - 凝胶、化学气相沉积和生化改性,化学表面改性通常是通过化学反应在基底表面形成新物质。通过新涂层的出现,生物医用金属的表面性能得到了改善。借助于这些表面改性方法,可进一步提高多孔套合金植入物的骨整合,赋予多孔钛合金新的生物医学功能。

　　一种优秀的生物材料通常应该具有以下性质:非毒性,耐蚀性,可控的降解性,良好的机械性能。然而植入材料和体内生理环境的相互作用对于植入物来说也非常关键。因此材料的表面性质对于植入物与生理环境之间的反应发挥着重要作用。一般来说,未经表面处理的钛及钛合金表面通常会有氧化层覆盖,这种"天然"的表面涂层厚薄不均,成分复杂且不连续,不适合用于生物医学,所以必须对其进行一些表面处理。另一个重要原因在于钛及钛合金植入物虽然具有良好的生物相容性,但是钛及钛合金仍然是一种生物惰性材料,在植入物和宿主骨之间经常存在一层薄薄的非矿化层,骨组织无法真正地与钛合金产生化学键合,只能通过钛合金植入物的粗糙表面与骨形成机械嵌连。为了获得良好的骨整合效果,需要对钛合金植入物进行表面处理以提高其生物活性和骨传导性。

二、常用钛合金表面改性方法简介

　　钛合金表面改性方法多种多样,按功能主要包括两个方面:一是通过金属材料表面疏松或粗糙化处理,提高材料表面的骨传导性,增加金属与骨界面的接触面积,实现骨长入或骨长上。这类表面改性的方法主要包括表面喷砂、打磨、钛珠烧结和钛丝烧结等;二是植入材料表面成分和活性仿真涂层,主要有羟基磷灰石沉积、多糖聚合物修饰,以及生物活性因子或药物加载等,具体改性工艺及其特点见表 4-1。其中溶胶 - 凝胶法、水热合成法、化学气相沉积法等,由于受多孔钛合金内部复杂结构的影响较小,且具有良好的涂层结合性能,因此更加适用于多孔钛合金的表面改性。

表 4-1　3D 打印多孔金属假体表面改性方法

改性方法	特点	目的	应用
溶胶 - 凝胶法	低温制备,操作简单	提高生物相容性	钛合金表面 HA 涂层
水热合成法	工艺简单,可用于复杂构型制备	增加生物活性、电活性、化学活性	纳米级钛酸钡压电陶瓷涂层
等离子喷涂法	工艺成熟,HA 涂层致密、含氧量低、成分与原料更接近	获得粗糙和活性表面,赋予其骨传导及骨诱导能力	钛合金表面 HA 涂层
化学气相沉积法	化学气体,复杂构型制备	提高生物相容性	制备金刚石薄膜
电弧偏压离子镀膜法	膜结合力强,准确率好,沉积效率高,成膜厚度均匀	获得生物活性	钛合金表面镁涂层
等离子体电解质氧化法(PEO)	易于制备,不易脱落	提高生物活性	制备多孔二氧化钛陶瓷涂层

续表

改性方法	特点	目的	应用
电沉积法	适用于所有导电材料和形态材料	提高生物活性	钛合金表面 PEG 层
微弧氧化技术	操作简单，加工稳定，不受几何形状和涂层成分控制	改善表面形态，增加粗糙度，提高纯钛的生物性能	微孔 / 微球形貌的非晶硅涂层

第三节　3D 打印多孔钛合金体外生物学评价简介

在生物材料与人体体液、组织和器官的接触应用中，对材料进行生物学评价至关重要。生物学评价通常包括体外和体内两种测试途径。体外实验是将材料或其浸提液在体外环境下与细胞或组织接触，观察材料对细胞数量、形态及分化的影响。体内实验则是将材料直接与动物体接触，观察植入体周围组织反映的状况，这类实验模拟了人体生理环境，与材料的最终应用状况接近。目前，动物体内植入仍是生物材料安全性和有效性评价的主要手段。体内实验也有一定的缺点，如在体内环境中，只能对其最后影响结果做出大体评价，不能对一些参数进行定量分析。迫于现代社会动物保护和减少动物试验的压力，国内外专家对体外评价方法进行了大量的研究，同时利用现代分子生物学手段来评价生物材料的安全性、使评价方法从整体动物和细胞水平深入到分子水平。本节将从体外生物学评价的目的意义、评价方法和评价实例三个方面介绍 3D 打印多孔钛合金体外生物学评价相关内容。后续章节中将以案例形式对裸体钛合金材料和不同表面改性后钛合金材料的生物学评价方法及效果进行展示。动物体内生物学评价也没有统一标准，但整体上按组织学、影像学和生物力学各项指标进行检测分析，也将在后续章节的案例中进行列举说明。

一、多孔钛合金材料体外生物学评价的目的意义

人体内部的组织器官处在一个含大量离子及各种有机和液体环境中，作为骨修复或骨替代材料进入体内是在这样一种复杂液体环境中发挥作用。植入物在机体内必须满足很好的生物相容性，避免对机体组织产生毒性伤害作用。在评价植入物体内生物相容性方面，动物评价具有接近人体环境的优势，但动物实验是多因素叠加效应的结果，使得研究者较难直接分辨各因素与植入材料生物学效应之间的关系。模拟动物或人体生理环境的体外实验研究是解决这一问题的较好办法，同时也更符合伦理要求。

生物相容性作为生物材料研究中始终贯穿的主题，其并没有一个固定化的概念。一般是指材料与宿主之间的相容性，包括组织相容性和血液相容性。通常意义上，生物相容性是指材料与生物体之间相互作用后产生的各种生物、物理、化学等反应，也就是说材料植入人体后与人体的相容程度。按 ISO 会议的解释"生物相容性是指生命体组织对非活性材料产生反应的一种性能"。近年来，生物相容性的概念发生了较大的变化，其对象不仅为非活性材料，而且也涉及活性材料如组织工程。生物材料对于宿主来说是一种外源性物质，不管是外科手术植入的器械，还是用于再生医学的构成物、药物或基因送递的载体、辅助

诊断或成像的介质。无论应用目的如何，这些生物材料都不应该在宿主或患者体内产生明显的临床不良反应，因此有必要对生物材料进行生物安全性评价。

生物安全性是生物材料植入体内的前提，其有效性检验是决定生物材料体内植入效果的保证。我国的三类医疗器械注册检验主要规定了生物安全性的内容，对于有效性方面，并无相应标准。根据目前生物材料的体外评价发展水平，生物材料的有效性评价主要分为细胞水平和分子水平。细胞水平主要通过细胞与生物材料的共培养或浸提液培养两种方法，从细胞形态、增殖、分化等方面，对生物材料的有效性进行评价。对于骨生物材料，考察的指标主要有细胞增殖、成骨分化、钙盐沉积等。分子水平，主要通过 PCR、Western-blot、Elaisa 等手段检测成骨相关的蛋白、mRNA 和 DNA 的变化，间接反映生物材料的骨传导和骨诱导能力。

二、体外生物评价主要内容

体外生物评价主要分为生物安全性评价和有效性评价。生物安全性评价方面 ISO10993.5 和 GB/T16886 均对相应的评价内容和评价方法给出相应标准。体外的有效性评价方面，目前国内外尚无统一的标准。

（一）生物材料体外安全性评价

1. 体外细胞毒性试验　ISO10993.5 是该方法的试验标准，其中推荐了琼脂覆盖法和分子扩散法。近年来的发展主要是从形态学方法检测细胞损伤、细胞损伤测定、细胞生长测定和细胞代谢特性测定等角度提出了试验方法，并从定性评价向定量评价发展。具体包括以下几种方法：① MTT 法（四甲基偶氮唑盐微量酶反应比色法）。其基本原理是线粒体琥珀酸脱氢酶能催化四甲基偶氮唑盐形成蓝紫色结晶物并沉积于细胞中，二甲基亚砜（DMSO）可使结晶物溶解显色，结晶物结晶形成数目的多寡与活细胞数目和功能状态呈正相关。实验过程为：将一定浓度的成纤维细胞悬浮液置于塑料孔板中，并在 5% CO_2、37℃下开放培养一段时间；细胞贴壁后，用材料浸提液分别交换孔中细胞培养液，对照组用新鲜培养液交换，继续培养一定时间；然后，每孔中加入一定量 MTT 再培养；随后，吸弃孔中液体，在每孔中加入一定量 DMSO，轻轻摇晃使结晶物充分溶解；选择一定波长在酶标仪上测 OD 值，根据 OD 值计算出细胞相对增殖率（RGR）[RGR=（实验组 OD 值／对照组 OD 值）×100%]，根据 RGR 评价材料的细胞毒性等级。细胞毒性等级为 0、1、2、3、4、5 级时，其相应的 RGR(%) 值分别为 100、75 ～ 99、50 ～ 74、25 ～ 49、1 ～ 24、0。② 细胞活力检测试剂盒（CCK-8）。CCK-8 可以简便而准确地用于细胞增殖和毒性分析，在实验室研究中逐渐取代 MTT 法，其基本原理为：该试剂中含有 WST-8[化学名：2-（2- 甲氧基 -4- 硝基苯基）-3-（4- 硝基苯基）-5-（2,4- 二磺酸苯)-2H- 四唑单钠盐]。在电子载体 1- 甲氧基 -5- 甲基吩嗪鎓硫酸二甲酯（1-Methoxy PMS）的作用下被细胞中的脱氢酶还原为具有高度水溶性的黄色甲瓒产物（Formazan dye）。生成的甲瓒物的数量与活细胞的数量成正比。因此可利用这一特性直接进行细胞增殖和毒性分析。CCK-8 法是用于测定细胞增殖或毒性实验中活细胞数目的一种高灵敏度，无放射性的比色检测法。③ DNA 合成检测方法。体外未融合状态下的细胞在 DNA 合成之前进行有丝分裂，进入对数生长期的细胞能够用标记的核苷酸封闭其 DNA。目前主要用无放射性的示踪物 BrdU，它的摄入量能够通过测定结合了荧光燃料的抗 BrdU 单克隆抗体而得出。通过这种方法可以知道暴露于材料的细胞的增殖能力是否降低。④细胞膜完整定性测定。该方法主要是通过测定细胞膜是否完整来测试材料对细胞的毒性作用。它通过将细胞与乙酰乙酸荧光素 (FDA) 和溴化乙锭 (EB) 一起培养，FDA 能够被完整的细胞摄取并被细胞内的酯酶转化为荧光素，荧光素保留于胞质内，在适当的激发波长下发出绿色荧光。EB 不能穿过完整的细胞膜，但如果细胞膜已经被破坏，EB 就能进入细胞并且与核酸尤其是细胞核内的 DNA 紧密结合，这时看到的是橘红色的光。以上方法都是从细胞损伤的不同角度来评价生物材料中毒性成分对细胞的作用的，但是它们之间的相关性及这些方法的评价结果与其他生物学评价结果的相关性还有待于进一步研究。

2. **遗传毒性和致癌实验**　这是生物材料中最复杂和麻烦的问题。在体外检测方法中常用 Ames 实验，但是由于 Ames 实验菌种的变异，使实验结果的假阴性率不断增加，已由原来的 10% 增加到 30%～40%，因此一般同时还需要进行体外染色体畸变实验和微核实验，以便相互补充，对遗传毒性做出科学的评价。分子生物学和分子基因学将在遗传毒性和致癌实验的评价中有很大的发展潜力，可以取代某些啮齿类动物实验。这些方法包括特殊的检测核酸 (DNA、RNA) 技术，这样就可以在基因转录水平和翻译水平研究细胞的调节机制。转录水平主要是将 DNA 序列解释为特定的 mRNA 基因，活性测定主要使用 Northern blotting(NB)、in stitu hybridization(ISH)、PCR 等技术。基因翻译水平包括基因产物的测定，通常是蛋白质，可以是结构蛋白，比如与细胞功能相关的受体或酶。

3. **血液相容性实验**　血液相容性实验对用于心血管体系的生物材料发展有着重要的作用，但由于血凝机制和体内环境的复杂性及多变性，到目前为止还不能建立一套相关的评价标准。早期血液透析材料的研究主要强调血栓的形成和材料的毒性。现在认识到这些物质可以影响包括细胞因子网络在内的一些体内自稳系统。在研究生物材料和细胞因子的关系时，分子生物学技术较其他分析方法有高度的特异性，而且不受蛋白和抑制剂结合的影响。Mahiout 等在血液和各种透析膜作用后，通过测定 IL-1β、TNF-α、IL-6、IL-8 和 β_2 微球蛋白 mRNA 的转录水平来观察外周血单核细胞的反应，从而比较不同的血液接触材料对单核细胞反应的影响。在 ISO10993.4 标准中提出了一个该评价方向的基本要求，要求通过体外和体内实验从凝血、血小板、血栓形成、免疫学或血液学其他方面对生物材料的作用进行评价，具体评价方法和指标都未统一，更没有标准。①体外实验模型一般采用平行板流动室模型 (parallel plate flow chamber)，用以评价生物材料表面在动静脉切变应力下对血液的影响。②血浆蛋白：目前研究表明，材料与血液一接触，立即会在材料表面黏附血浆蛋白，黏附纤维蛋白原和 γ 球蛋白将会导致血小板黏附和激活，而黏附白蛋白会减少血小板黏附。但是血浆蛋白对血小板黏附和激活的机制还未能进行深入研究，也缺少相关的评价方法。③血小板黏附和激活：奚廷斐等研究并确定了血小板膜单克隆抗体测定生物材料表面黏附血小板数的新方法。MoogR 等发现用于构建医疗器械的生物材料表面黏附的血小板内游离 Ca^{2+} 水平升高，他们认为材料可能刺激了血小板内效应酶的激活，包括磷脂酶 C、磷脂酶 A2 和磷脂酶 D 及腺嘌呤和鸟嘌呤环化酶等。④基质蛋白：通常所指的基质蛋白主要有纤黏连蛋白、层黏连蛋白、亲玻黏连蛋白、胶原蛋白和血管性假血友病因子等。FabriziusHDJ 等发现，聚乙烯、硅胶等材料表面吸附了具有形成血栓作用的纤黏连蛋白和亲玻黏连蛋白，其中以对亲玻黏连蛋白吸附为多，这初步表明了基质蛋白可能参与了材料表面的血栓形成过程。图 4-2 为一项钛合金产品注册检验中生物相容性试验报告的示例。

检 验 报 告 内 容

编号：

送检单位		样品批号	见备注
产品名称		规格型号	见备注
生产单位			
检验类别	委托检验	检验数量	10 盒
检验依据		检验日期	

检验项目	技 术 要 求	检验结果	结 论
Ames 试验	在所用试验条件下，供试品对鼠伤寒沙门氏菌无诱变性	无诱变性	符合要求
体外哺乳动物细胞染色体畸变试验	在所用试验条件下，供试品对培养的哺乳动物体细胞不诱发染色体畸变	阴性	符合要求
微核试验	在所用试验条件下，供试品对试验品系动物不诱发多染红细胞微核	阴性	符合要求
体外细胞毒性试验	细胞毒性应≤1 级	细胞毒性反应为 1 级	符合要求
骨植入试验（26 周）	钛合金 Ti-24Nb-4Zr-8Sn 制产品试样在任一观察期内不得出现重度反应，骨植入 6 个月（26 周）后中度反应试样应小于 3 个	检验样品植入后各观察期内均未出现重度反应，26 周时组织反应为无-轻微组织反应	符合要求
迟发型超敏反应试验	应无致敏反应	无致敏性	符合要求
	以下空白		

备　注	
	（盖章）

检验人：　　　　　　　　　　　　　　　复核

图 4-2　钛合金产品生物相容性检验报告示例

（二）生物材料体外有效性评价

1. 细胞水平评价　由于文献报道的绝大多数生物材料都没有明显细胞毒性，因而从所获资料可见体外评价体系目前更多地体现在材料结构与功能关系方面的研究。表面活性几乎是所有生物活性材料的共性之一。体内植入后，最先发生在材料与细胞、组织界面的反应往往对以后发生什么样的反应（被机体接收并正常发挥功能或被机体排斥等）起决定性作用。因而，精心设计或改造材料的表面结构、控制材料与细胞、组织的界面反应是材料优化设计的主要内容。而监测观察材料与细胞、组织的界面反应的重要性使得这方面的研究一直是生物材料领域的热点和难点。材料与细胞的体外复合培养模型的建立无疑为这一工作的深入开展开辟了新的途径。大量研究集中使用参与材料功能发挥的细胞来评价材料的有效性。比如，在骨修复替代材料领域，主要使用成骨细胞及与成骨相关的前体细胞等建立体外评价体系，观察细胞对材料的趋化、黏附、细胞在材料表面及内部的生长、增殖和分化，并监测细胞的一些重要功能分子的表达。与此同时，观察材料在细胞培养体系中的溶解、表面结构的重组、材料表面物质的沉淀等现象及其与细胞表型表达的关系，从细胞与材料两方面的信息对材料进行评价。大量研究表明，体外实验的结果为下一步体内植入后的观察提供了有用的线索。

2. 分子水平评价　除必要的形态学观察以外，从分子水平评价材料的有效性和安全性是当前生物材料领域的研究重点和前沿课题。分子生物学方法如 RT-PCR，Western-Blot 等的大规模使用，足以显示分子生物学在生物材料领域的活跃程度。在生物材料有效性方面，大量使用分子生物学方法的目的，主要是希望从现象深入到本质，了解材料作用于机体的分子机制，为材料功能的正常发挥提供分子依据。比如，在骨材料方面，以往的研究主要依靠组织学观察材料植入后诱导或引导形成的新骨。而现在，除了组织学检查以外，往往还对骨形成过程及标志骨形成的特异分子的表达进行监测。碱性磷酸酶 (alkaline phosphatase，ALP)、骨形态发生蛋白 (bone morphogenie protein，BMP)、骨钙蛋白 (osteocalcium，OC)、骨桥蛋白 (osteopontin，OP)、骨连接蛋白 (osteonectin，ON)、骨涎蛋白 (bonesiaprotein，BSP) 及 I 型胶原 (collagen type I) 等骨形成相关基因的表达物是检测的重点。研究表明，骨形成相关基因在成骨效果较好的植入体内高表达，而在成骨效果较差的植入体内表达相对较弱。植入体内的研究结果表明这些基因的表达与成骨的效果密切相关，因而，其检测也大量用于体外评价体系，通过材料对成骨细胞相关基因表达的影响预测材料的体内成骨效果。

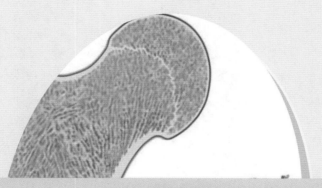

中 篇

3D 打印多孔钛合金骨科临床前研究

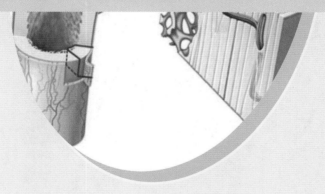

第 5 章
多孔钛合金椎间融合器的设计制备及实验研究

第一节　研究背景简介

随着老龄化社会的到来，椎体节段性不稳、滑脱及椎间盘退行性疾病等脊柱外科疾病的发病率逐年增加。据统计，1996—2001 年，由于腰椎间盘退行性疾病而需手术治疗的患者数量每年以 77% 的速度增长。2003—2009 年，国内各大医院收治的颈椎退行性疾病患者数量几乎增长 1 倍。2008 年统计数据显示国内 50 岁左右的人群颈椎疾病发病率为 25%，60 ～ 70 岁的人群发病率为 50%，70 岁以上几乎为 100%。全国有 7% ～ 10% 的人患颈椎病。这些疾病严重影响患者的生活和工作，对于非手术治疗无效的患者往往需要行椎间融合手术进行治疗，目前临床多采用椎间融合器进行椎间融合手术。

椎间融合的主要目的在于恢复病变脊柱节段的解剖结构并维持脊柱的力学稳定性。尽管融合术后脊柱的即刻稳定性主要由椎间融合器的外形设计决定，但长期力学稳定则有赖于两个因素：一是椎体间骨性融合的形成；二是融合器与周围骨组织良好骨整合的形成。目前临床使用的椎间融合器尽管能通过其中填充的自体骨达到上下椎体间的骨性融合，但由于材料本身化学或力学性质的限制，往往无法与周围骨组织形成良好的骨整合。不良的骨整合常导致材料周围被纤维组织包裹，造成融合器微动，影响融合节段的稳定。同时也容易导致材料表面生物膜形成，造成材料周围感染。

目前多数研究表明，骨整合的形成不仅要求植入物具有利于成骨细胞黏附及分化的表面化学性质，也要求植入物具有与骨组织相匹配的力学性能从而促进植入物 - 骨界面的力学传导。近年来，关于医用多孔钛合金（Ti-6Al-4V）的研究得到了快速发展并在骨组织工程与植入物表面改性等领域得到了较为广泛的应用。钛合金具有良好的机械强度、耐腐蚀性和优异的生物相容性，其表面天然形成的氧化钛表层能够促进成骨细胞的黏附和骨性分化。而多孔钛合金开放连通的多孔结构不仅提供了更多的材料表面和骨结合位点，而且能够使细胞向材料内部迁移，允许新生血管与新生骨组织长入材料孔隙之中，比非多孔材料具有更好的骨传导性和骨整合效果。更为重要的是，多孔结构能够显著降低钛合金的弹性模量，使其与骨组织更为匹配，从而减少了传统钛合金植入物的应力遮挡效应，更有利于骨整合的形成，有望成为新型的椎间融合材料。

然而传统的多孔钛合金制备方法如粉末冶金、钛纤维烧结、燃烧合成法等方法难以控制材料内部孔隙结构，从而无法准确控制多孔钛合金的孔隙率、孔径及孔连通性等孔隙参数，制备的多孔钛合金的孔隙率较低，孔连通性较差，骨组织长入不足。除此之外，多孔钛不规则的内部小梁结构容易导致材料局部应力集中从而发生断裂，难以满足脊柱部位的力学要求。

　　近年来，基于粉末熔融成型原理的金属 3D 打印技术的发展使得制备出具有理想孔隙参数及力学强度的多孔钛椎间融合器成为可能。金属 3D 打印技术能够直接控制多孔钛的内部孔隙结构及外部形态，从而能够精确控制多孔钛的孔隙率，孔径和孔连通性等与骨组织长入密切相关的重要参数。并且，由于内部孔隙结构与多孔材料的力学性能相关联，该技术制备的多孔钛合金也具有可控的力学性能，有望通过合理的孔隙结构设计改善传统多孔钛的应力传导，在降低钛合金弹性模量的同时保持足够的力学强度。

　　在本研究中，我们采用金属 3D 打印技术的一种——电子束熔融技术（electron beam melting，EBM）技术制备了多孔钛合金椎间融合器。同时，我们通过羊颈椎融合模型对其在动物体内的融合效果、骨传导性及骨整合能力进行评价，并与目前临床广泛使用的 PEEK 融合器进行对比，探讨 EBM 技术制备的多孔钛合金融合器的可行性，为其最终临床应用提供实验依据。

第二节　多孔钛合金椎间融合器设计制备与表征

一、多孔钛合金融合器的设计制备

（一）电子束熔融技术（EBM）原理

　　EBM 设备工作原理如图 5-1 所示，首先通过⑤机械耙将钛合金粉末均匀平铺在⑦工作台上，根据事先导入 EBM 设备的 3D 模型横断面数据，通过高能电子束选择性熔融特定区域的钛合金粉末，冷却固化。然后工作台下移一定高度，将第二层钛合金粉末平铺其上，重复以上步骤，最终制备出与导入的 3D 模型一致的实体钛合金多孔材料。

（二）多孔钛合金设计制备流程

　　设计及制备流程如图 5-2 所示，分为以下几个步骤。

　　1. 3D 建模　采用 CAD 软件 Materialise/Magics™（Materialise 公司，比利时）设计多孔钛合金融合器的 3D 模型，其外部形态为圆柱，直径 12mm，高 5mm。内部是以菱形正十二面体为晶格单元的多孔结构，将模型数据保存为 ".STL" 格式。

　　2. 分层　以固定层厚（100μm）将 .STL 模型切割层若干断层，得到每个断层数据。

　　3. 逐层制造　将每个断层数据导入 EBM 设备（Arcam AB 公司，瑞典）。在制备过程中，首先在 650℃以 30mA 的电子束流，以 15 000mm/s 的扫描速度预热医用 Ti-6Al-4V 粉末薄层，然后以 6mA 的电子束流，400mm/s 的扫描速度由计算

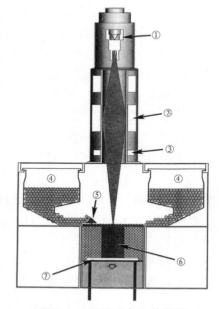

图 5-1　EBM 设备工作原理
①电子枪；②电子束聚焦透镜；③电子束偏转线圈；④金属粉盒；⑤机械耙；⑥制备样本；⑦工作台

机控制，根据提供的断层数据逐层熔融金属粉末，最后制备成与设计模型形状一致的 Ti-6Al-4V 合金多孔钛合金融合器。整个制备过程在真空下进行（$10^{-4} \sim 10^{-5}$mbar）。

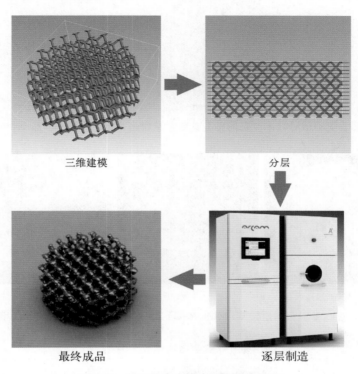

三维建模　　　　　　　　　　　　　分层

最终成品　　　　　　　　　　　　　逐层制造

图 5-2　多孔钛合金融合器制备流程图

二、多孔钛合金融合器的结构及力学特征检测

我们分别对多孔钛合金融合器和对照组 PEEK 融合器（每种 6 个样本）的表面形态、粗糙度、结构特征和力学参数进行了检测，其中：

1. 表面形态及粗糙度分别由通过扫描电镜（SSX-550，SHIMADZU，Japan）和表面形态分析仪（Alpha-Step IQ，KLA Tencor，USA）进行检测。

2. 结构学特征的检测采用显微 CT（Inveon MM Gantry-STD，Siemens，Germany）扫描样本，扫描参数为：旋转角度 360°，体分辨率 21μm，扫描电压 80kV，扫描电流 500μA（注：由于 PEEK 材料的 X 线透光性，为了能够完整重建 PEEK 材料，扫描 PEEK 材料时扫描电压相应降低为 60kV）。然后采用 COBRA™ 软件（Siemens，Germany）进行 3D 重建，测量孔径及其分布，孔连通性，孔隙率等内部结构参数。

3. 轴向抗压强度及弹性模量的检测采用液压力学测试机（Instron 8872，Instron，USA）在室温下进行，应变速率为 10^{-3}/s。

制备的多孔钛合金椎间融合器规格如图 5-3 所示。

显微 CT 分析结果表明多孔钛合金均具有完全连通的内部孔隙结构，扫描电镜分析显示，多孔钛合金具有较为粗糙的表面，粗糙度远大于 PEEK 融合器（图 5-4，表 5-1）。力学检测结果显示两种多孔钛融合器的弹性模量与压缩强度均远低于实体钛合金，与骨组织的力学性能接近（表 5-2）。

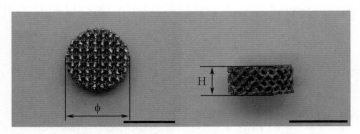

图 5-3　EBM 技术制备的多孔钛合金融合器，直径 12mm，高 5mm

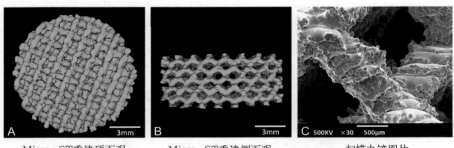

Micro-CT重建顶面观　　　Micro-CT重建侧面观　　　扫描电镜图片

图 5-4　多孔钛融合器显微 CT（Micro-CT）扫描重建结果与扫描电镜检测结果

表 5-1　多孔钛合金结构参数（n=6，$\bar{x}\pm s$）

材料	孔隙率（%）	孔径（μm）	小梁直径（μm）	表面粗糙度（μm）
多孔钛	68 ± 5	710 ± 42	380 ± 20	47 ± 1
PEEK 融合器	N.A.	N.A.	N.A	1.6 ± 0.3

　　多孔材料的孔径、孔隙率及孔连通性等参数是影响骨组织长入多孔材料内部的重要因素。目前多数学者认为增加多孔材料的孔隙率及孔连通性有利于增加材料内部的营养物质与气体交换，促进细胞向内迁移和骨组织长入。近些年的研究表明小于 10μm 孔径会阻止细胞长入，10 ～ 150μm 的孔径更利于纤维血管组织与类骨组织长入，而只有当孔径范围在 150 ～ 1000μm 时才对矿化骨组织的长入有利。并且 Frosh 等的研究发现，与传统多孔材料的小孔径（300μm）相比，相对较大的孔径（500 ～ 700μm）更有利于成骨细胞向孔隙深部生长。Frosh 认为这是因为较大的孔径可促进孔隙深部的营养物质和气体交换，减少代谢废物的堆积。Kujala 等发现，大孔径的多孔支架（505μm±136μm）比小孔径的支架（259μm±30μm）具有更少的纤维组织，从而减少了纤维组织在孔隙中的占位效应，更利于骨组织长入。孔隙率及孔径还与多孔材料的力学性能密切相关，孔径及孔隙率的增加将降低多孔材料的弹性模量与力学强度。实体钛合金的弹性模量远高于骨组织，过高的弹性模量会造成材料 - 骨界面应力遮挡，造成材料周围骨质吸收、植入物沉陷。为了使钛合金的弹性模量降低到与骨组织相匹配，需要采用高孔隙率及大孔径的多孔材料。

　　基于以上研究结果，我们采用了相对较大的孔径（> 500μm）及孔隙率（> 60%）。表 5-2

显示 EBM 技术制备的多孔钛合金的弹性模量均显著低于传统实体钛合金，介于椎体部位骨松质与骨皮质的弹性模量之间，可望减少由材料 - 骨界面应力遮挡效应造成的骨质吸收。

表 5-2　多孔钛合金融合器力学参数 1（$n=6$，$\bar{x}\pm s$）

材料	压缩强度（MPa）	弹性模量（GPa）
多孔钛	63 ± 5	2.5 ± 0.2
PEEK 融合器	120 ± 9	4.1 ± 0.3
实体钛合金	$860\sim875$	114
椎体骨松质	$2\sim12$	$0.2\sim0.5$
椎体骨皮质	$88\sim164$	$3.8\sim11.7$

第三节　羊颈椎前路椎间盘切除椎间融合内固定术模型的建立

一、模型动物和手术入路的选择

羊与人颈椎在前屈、后伸、左右侧屈和轴向旋转等运动模式下的运动范围相近，可作为颈椎椎间融合研究的良好动物模型。但需要注意的是羊颈椎椎体宽度、深度与椎间隙高度均小于人类颈椎，而椎体高度和椎弓根宽度则大于人类颈椎。因此羊所需颈椎融合器规格小于人颈椎融合器，但人椎弓根螺钉与颈椎前路固定钢板可适用于羊颈椎。在建立羊颈椎融合模型时应充分考虑到这些差异，选择恰当的椎间融合器与固定装置。

颈椎后路椎间融合术因破坏椎体间小关节容易导致术后颈椎稳定性降低，增加并发症风险，现已较少用于动物模型。羊颈椎前路椎间融合术手术入路简单，解剖标志明显，且手术位置表浅，创伤小，恢复快，适用于动物模型建立。手术采用羊颈动静脉与食管之间入路，分离组织时应避免损伤动脉周围的喉返神经及迷走神经，术中牵拉、刺激迷走神经可能引起动物呕吐，此时应及时吸除口腔内呕吐物，防止误吸。

二、麻醉方法的选择

现有的动物麻醉方法主要有两类：注射麻醉与气体吸入麻醉。气体吸入麻醉容易控制麻醉深度、安全性较好，已被广泛应用于猫、犬的相关手术，但对于羊等大动物来说，吸入麻醉操作复杂，麻醉设备与药品昂贵不易得到。因此在我国羊的麻醉主要采用注射麻醉。现在常用的麻醉药物有戊巴比妥钠、氯胺酮及陆眠灵等。戊巴比妥钠属于巴比妥盐类麻醉药，常用于犬、兔及鼠等较小型动物的全身麻醉。但该药对呼吸中枢有较强的抑制作用，且可抑制交感神经而使副交感神经作用增强，大剂量用药时极易引起喉痉挛和支气管痉挛，导致动物死亡。羊为大型反刍动物，气道较长且口腔分泌物较多。单独运用戊巴比妥钠全身麻醉时动物死亡率高于犬等小型动物。氯胺酮为分离麻醉剂，作用于大脑的联络径路和丘脑新皮质系统而非作用于整个大脑皮质，表现为疼痛与意识分离。其镇痛作用强，但麻醉深度浅，肌松作用差，对血管具有显著兴奋作用，能升高血压，增加心率。氯胺酮很少单独使用，多数用于基础麻醉或与其他药物（如戊巴比妥钠、速眠新等）复合麻醉。但氯胺酮与戊巴比妥钠、速眠新等均有显著促使羊唾液分泌的作用，复合麻醉可能导致羊大量流涎，出现误吸，阿托品不易控制。往往需要气管插管以减少麻醉死亡率，操作烦琐，增加实验难度及费用。陆眠灵 Ⅱ 通用名为盐酸赛拉嗪，该制剂具有良好的镇静镇痛和肌松效果。

本文采用陆眠灵 Ⅱ 肌内注射麻醉，操作简单，麻醉效果与麻醉时间基本达到了手术要求。陆眠灵 Ⅱ 对心血管与呼吸系统有一定的抑制作用，术前宜肌内注射阿托品拮抗其心血管抑制作用并抑制唾液分泌。单独应用陆眠灵 Ⅱ 在 0.09ml/kg 时能达到较好的镇静与肌松作用，但镇痛作用较差，加用安痛定可以显著提高动物对手术操作的耐受，从而相应减少陆眠灵 Ⅱ 的用量，增加麻醉安全性。由于羊为反刍动物，食物在胃内停留时间较长，麻醉前需禁食 24 ～ 36 小时。

三、手术操作

（一）术前准备

术前摄颈椎 X 线片排除骨组织病变。术前 36 小时禁食，术前 12 小时禁水。仰卧位固定于特制手术台上，四肢固定，手术部位（颈前区域）剃毛，碘伏及乙醇消毒，铺单。采用陆眠灵 Ⅱ（吉林省华牧动物保健品有限公司，规格：2ml：40mg）肌内注射麻醉，剂量为 0.09ml/kg，追加剂量为首剂量 1/3。麻醉前肌内注射阿托品（天津药业集团新郑股份有限公司，规格：1ml：0.5mg）0.05mg/kg，减少动物唾液分泌并拮抗陆眠灵 Ⅱ 的心血管抑制作用。

（二）手术操作及术后处理（图 5-5 和图 5-6）

1. 定位　术前 X 线定位颈 3 及颈 4 椎体。

2. 手术入路　取纵行切口，颈前正中线旁开 3 ～ 4cm，为胸乳突肌与颈静脉间隙的体表投影，长度约 10cm，切开皮肤及筋膜，显露胸乳突肌与颈静脉，沿此间隙钝性分离，结扎分支血管，可见颈动脉与食管，将颈动静脉向外侧牵拉，将食管向中线牵拉，沿此间隙分离，注意结扎动脉分支血管，分离后显露颈长肌。沿正中的颈白线电刀切开颈长肌，骨膜剥离器剥离颈长肌显露相关椎间隙前缘。

3. 椎间盘摘除　咬骨钳咬除椎间隙前缘骨脊，显露椎间盘组织，采用椎间撑开器撑开椎体间隙，尖刀切开后髓核钳咬除髓核，摆锯加磨钻处理间隙上下终板，尽量清除非骨性组织，保留后纵韧带完整。生理盐水冲洗，移除椎间撑开器。

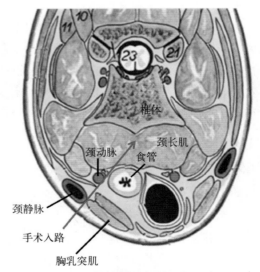

图 5-5　羊颈椎融合术手术入路

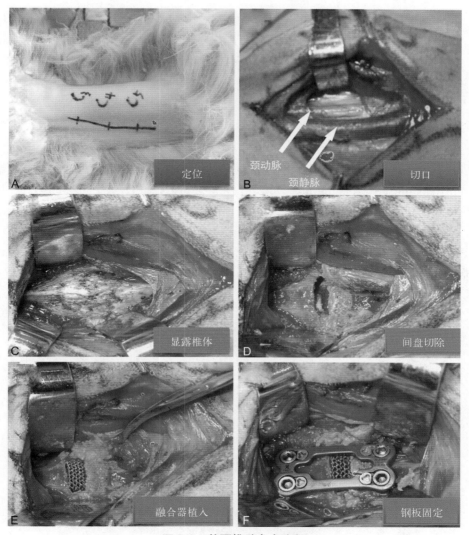

图 5-6　羊颈椎融合术流程

4. 椎间融合器植入　$C_3 \sim C_4$ 与 $C_4 \sim C_5$ 椎间隙随机植入多孔钛合金椎间融合器或中央植骨的 PEEK 椎间融合器，植入 PEEK 融合器之前将之前步骤咬除的椎体前缘骨组织植入融合器的中央植骨孔中并压实；多孔钛合金融合器无须自体植骨。将融合器压配式植入椎间隙，植入过程采用高速磨钻处理上下终板调整间隙高度，以使融合器能紧密嵌入椎间隙为宜。进一步处理椎间隙前缘，咬骨钳咬除不平整骨脊，单节段颈前路钢板固定（CERVI-LOCKTM 颈前路固定系统，GB4Z，美敦力威高骨科器械有限公司）。过氧化氢、生理盐水分别冲洗后检查无活动出血，放置明胶海绵。逐层缝合肌肉、筋膜和皮肤。

5. 术后处理　术后羊清醒后开始进食，自由活动。术后连续 3 天肌内注射头孢唑林钠 1g/d，伤口未给予特殊处理。

第四节   羊颈椎椎间融合器骨长入效应及生物力学研究

一、植入所用材料

（一）多孔钛合金椎间融合器

多孔钛合金融合器采用 EBM 工艺制备（具体方法见本章第二节），融合器规格：圆柱直径 12mm，高 5mm，孔隙率 $68\mu m \pm 5\mu m$，孔径 $710\mu m \pm 42\mu m$，弹性模量 $2.5GPa \pm 0.2GPa$，压缩强度 $63MPa \pm 5MPa$。如图 5-7 所示。

（二）PEEK 椎间融合器

PEEK 融合器（MILESTONETM，GB3Z02）由美敦力威高骨科器械有限公司提供，将其外形打磨至圆柱，直径 12mm，高 5mm，弹性模量 4.1GPa，压缩强度 120MPa。如图 5-7 所示。

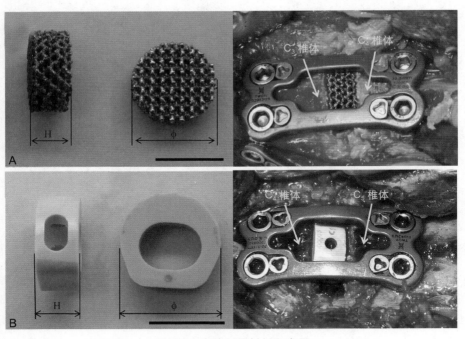

图 5-7   实验所用材料示意图

A 实验组：EBM 制备的多孔钛合金融合器，直径 12mm，高 5mm，孔隙率：$68\% \pm 5.3\%$，孔径：$710\mu m \pm 42\mu m$；B 对照组：PEEK 融合器，直径 12mm，高 5mm。两种融合器随机植入同一只羊的 C_3/C_4 或 C_4/C_5 椎间隙中，颈前路钢板固定。图片中标尺长度：1cm

二、实验分组

18 只普通级雌性小尾寒羊，每只羊行颈前路椎间盘切除术后，其 $C_3 \sim C_4$ 与 $C_4 \sim C_5$ 两个椎间隙随机地植入两种椎间融合器。①多孔钛合金椎间融合器；②聚醚醚酮（PEEK）

椎间融合器 + 自体植骨。术后 3 个月及 6 个月分别行 X 线、显微 CT、组织学及生物力学检测（图 5-8）。

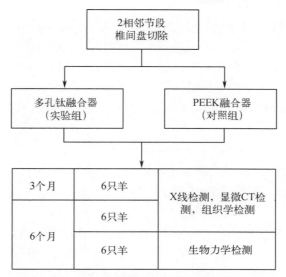

图 5-8　多孔钛合金椎间融合器动物体内实验流程图

三、测量及观察指标

（一）X 线检测

术后即刻，3 个月及 6 个月分别行颈部正侧位 X 线检查以评价融合情况。除术后即刻外，X 线检测前均肌内注射陆眠灵 Ⅱ（0.04ml//kg）进行镇静。融合等级评价采用以下标准：①未融合，明显透光区包绕融合器周围，无骨性桥接形成；②部分融合，融合器周围有较小的透光区，但透光区范围不足材料 - 骨接触面的一半，可见有部分骨性桥接形成；③融合，融合器周围无透光区，椎体间形成完整的骨性桥接。

（二）Micro-CT 检测

术后 3 个月、6 个月采用氯化钾经脉注射各处死 6 只羊，切取 $C_3 \sim C_5$ 椎体节段，小心取出颈前路固定螺钉及钢板，分别切取 $C_3 \sim C_4$ 及 $C_4 \sim C_5$ 椎间植入物，两端各保留部分椎体，样本大小为 2cm×2cm×2cm，10% 福尔马林固定 1 周。

采用西门子公司 Inveon MM Gantry-STD 型显微 CT 机扫描样本。具体扫描参数为：旋转角度 360°，分辨率 21μm，扫描电压 80kV，扫描电流 500μA。扫描后采用西门子公司 COBRA 软件进行 3D 重建处理。我们根据骨组织与钛合金的不同 CT 值分别为其赋予不同伪色，观察多孔钛合金中骨长入情况以及材料与骨组织结合情况。图 5-9 所示为材料正中矢状切面的骨长入情况。由于 PEEK 材料的 X 线透光性使其 CT 值接近于体内软组织，无法单独重建，因此我们根据其材料内部的定位钽丝人工在重建图像上将其位置予以标出。

为了定量评价材料中的骨长入情况，我们测量了材料中骨长入体积百分比（Bone Volume Fraction，BVF）。BVF 定义为：

$$BVF = \frac{\text{材料中矿化骨长入体积}}{\text{材料中孔隙体积}} \times 100\%$$

对 PEEK 材料而言，BVF 是指其中央植骨孔处的骨体积占中央植骨孔体积的百分比。

（三）组织学检测

1. 浸塑剂及包埋剂的制备

1 号试剂：甲基丙烯酸甲酯 400ml，邻苯二甲酸二丁酯 100ml，二甲苯 500ml。

2 号试剂：甲基丙烯酸甲酯 800ml，邻苯二甲酸二丁酯 200ml。

3 号试剂：甲基丙烯酸甲酯 800ml，邻苯二甲酸二丁酯 200ml，过氧化苯甲酰 20g。

4 号试剂：甲基丙烯酸甲酯 800ml，邻苯二甲酸二丁酯 200ml，过氧化苯甲酰 60g（过氧化苯甲酰需在 37℃烘箱内干燥 24 小时后方可使用，3、4 号试剂在配制完毕后存储于 4℃冰箱中）。

2. 脱水与包埋

（1）标本编号，置于流水下冲洗以去除表面残存固定液。

（2）将标本浸入 70% 乙醇，80% 乙醇，90% 乙醇，正丁醇，无水乙醇Ⅰ、Ⅱ，二甲苯Ⅰ、Ⅱ，各 2 小时。

（3）浸入 1 号、2 号、3 号包液内各 5～7 天（3 号液在 4℃冰箱内浸入）。

（4）将标本置于包埋瓶中，倒入 4 号液，放入真空泵内（－0.64 大气压）抽 5～6 小时。

（5）标本取出后置于 50℃水浴锅内，直至包埋液发生聚合反应生成聚甲基丙烯酸甲酯，凝固后取出敲碎玻璃瓶，取出包埋块并标记。

3. 硬组织切片及 Stevenels' Blue & Van Gieson's Picrofuchsin 染色

（1）采用硬组织切片机（Leica SP 1600，莱卡，德国）于样本正中矢状面切片，切片厚度 300μm。采用磨片机（RF-1，瑞丰仪器设备有限公司，中国）将切片磨至 80～100μm，滑石粉抛光以去除磨痕。

（2）将切片超声清洗 5 分钟，

（3）晾干置于 0.1% 甲酸中 1～3 分钟。

（4）流水冲洗 3 分钟。

（5）放入 20% 甲醇中 2 小时。

（6）流水冲洗 3 分钟。

（7）60℃ Stevenel's Blue 染色 3 分钟。

（8）60℃ 蒸馏水漂洗，晾干。

（9）苦味酸品红液（Picrofuchsin，常温）染色 15 分钟。

（10）无水乙醇漂洗，晾干。

4. 组织学观察及测量　采用莱卡 DM6000B Upright 显微镜 100 倍下采集包含植入物及其周围组织的区域，并通过显微镜的自动拼接功能将这些区域（12×12 块）组成一张整体组织切片图。采用 Image-ProTM Plus 6.0 进行组织计量学分析。

首先，根据植入材料与骨组织的不同染色分别测量以下数据：

A_o：植入物整体面积。

A_m：植入物材料部分面积。

C_m：植入物内外周长。

A_b：孔隙中矿化骨面积。

C_b：孔隙中矿化骨周长。

A_P：植入物孔隙部分面积（$A_P = A_o - A_m$）。

根据以上测量及计算结果计算植入物内的矿化骨百分比（mineralized bone fraction，MBF）和材料 - 骨结合分数（bone apposition，BA）。MBF 定义为：

$$MBF = \frac{植入物孔隙中矿化骨面积 \times 100\%}{植入物孔隙面积}$$

BA 定义为：

$$BA = \frac{植入物与骨紧密结合部分周长 \times 100\%}{植入物所有内外周长}$$

MBF 用以评价多孔材料孔隙中的骨长入情况，BA 用以评价材料的骨整合情况。

（四）生物力学检测

由于羊相邻节段的椎体解剖形态最为相近，具有相近的力学性能，因此为了减少不同椎间隙节段对力学测试的影响，本实验中我们选择了相邻椎间隙 C_3/C_4 与 C_4/C_5 作为植入间隙。术后 6 个月给予羊静脉注射氯化钾处死，随后切取 $C_3 \sim C_5$ 椎体节段，置于 $-20℃$ 保存，力学检测前，将标本置于室温解冻。小心去除标本表面的肌肉组织，保留韧带与关节囊等。将 C_4 椎体从中切断得到 C_3/C_4 与 C_4/C_5 两个测试节段，切除过程应当注意保护椎体后侧小关节。将得到的 C_3/C_4 与 C_4/C_5 测试节段做相应修整，以使每个测试节段的上下椎体具有相同的高度。将测试节段的上下椎体用螺钉与聚甲基丙烯酸甲酯固定于特制的夹具中，放入力学机中进行旋转、屈伸与侧弯三种运动模式的检测。旋转测试在 WNJ1000 力学测试机（上海华龙测试仪器有限公司）上进行，侧弯与屈伸测试在 WDW100C 力学测试机上进行（上海华龙测试仪器有限公司）。

测试在室温下进行，测试期间用 20ml 针管向样本喷洒生理盐水以保持测试节段湿润，加载速度 1.0mm/s，最大力矩为 ± 4Nm。对每个测试节段预先应用两次最大力矩以减少标本的黏弹性。第三次测量到达最大力矩后下位椎体相对于上位椎体的角度位移范围（range of motion，ROM）。

（五）统计学方法

应用 SPSS19.0 统计学软件分别对两种植入物的 MBF、BA、BVF 值进行双因素方差分析，分析中的两个因素分别为植入物类型（多孔钛合金或 PEEK）与植入物所在节段（$C_3 \sim C_4$ 或 $C_4 \sim C_5$）。以 $P < 0.01$ 为差异有统计学意义。

四、实验结果

（一）X 线与 Micro-CT 结果

3 个月与 6 个月的 X 线片显示所有植入物均未出现移位，压缩或断裂，3 个月时多孔钛合金 - 骨界面与 PEEK- 骨界面上均有新骨形成，但大部分植入物周围均存在大小不一的透光区域（图 5-9 A1 与 B1，红色箭头所示），显示未形成完全融合。最终评估结果为多孔钛合金组 1 例完全融合，其余为部分融合，PEEK 组 2 例完全融合，3 例部分融合，1 例未融合。6 个月时椎间隙可见明显骨桥形成，植入物周围无透光区域，所有植入物均达到完全融合（图 5-9C、D）。

Micro-CT 显示 3 个月时材料周围纤维组织少于 PEEK 融合器（图 5-9 蓝色箭头所示），

多孔钛合金孔隙中有新生骨组织长入，6 个月时骨组织长入更加明显，并可见骨组织与材料紧密贴附，材料周围纤维组织消失。而 PEEK 融合器在 3 个月时与骨组织之间存在较多纤维组织（图 5-9 蓝色箭头所示），在 6 个月时虽然材料周围包裹的纤维组织明显较少，

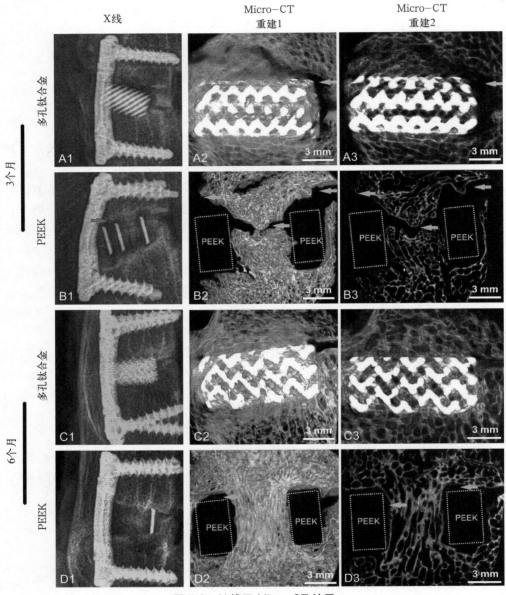

图 5-9　X 线及 Micro-CT 结果

3 个月时多孔钛合金的孔隙中可见新生骨长入（A2 和 A3）。虽然多孔钛合金和 PEEK 融合器周围均存在透光区（红色箭头所示）或空白间隙（蓝色箭头所示），显示未形成完全融合，但 PEEK 融合器的材料周围透光区或空白间隙要明显多于多孔钛合金融合器。6 个月时 X 线显示多孔钛和 PEEK 融合器周围已经无明显透光区，Micro-CT 显示多孔钛内部的骨长入较 3 个月时更加明显，材料与骨组织紧密结合（C2 和 C3）。PEEK 材料周围的空白间隙虽然较 3 个月时亦明显缩小，但仍骨与材料仍未形成紧密结合（D2 和 D3）。CT 重建图像中，黄色示骨组织，白色示钛合金，虚线框为根据 PEEK 融合器中定位钽丝标记的 PEEK 边界位置

但骨与材料之间仍然存在小的间隙，未见材料与骨之间的紧密结合。双因素方差分析显示 $C_3 \sim C_4$ 椎间隙与 $C_4 \sim C_5$ 椎间隙的 BVF 值相比，差异无统计学意义，说明不同融合节段对骨长入的影响并不显著。多孔钛合金孔隙中的骨体积百分比 BVF 随时间而增长，从 3 个月时的 27.1% 增长到 6 个月的 39.7%。PEEK 融合器中央植骨孔由于植入了自体骨，在 3 个月时 BVF 值即达到了 37.6%，显著高于多孔钛融合器，其后骨长入的增长并不明显，6 个月时 BVF 为 40.0%，与多孔钛合金的 BVF 值相比，差异无统计学意义（图 5-10）。

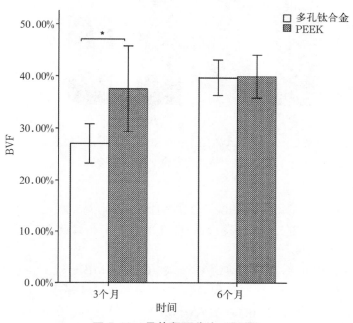

图 5-10　骨体积百分比（BVF）

由于自体植骨，PEEK 融合器中央孔处的 BVF 在 3 个月时显著高于未植骨多孔钛融合器。但多孔钛融合器中的骨体积百分比随时间的增长而增长，在 6 个月时达到了与 PEEK 融合器相当的水平（图 5-11）（*，方差分析，$n=6$，$P < 0.01$）。

（二）组织学结果

3 个月时多孔钛合金融合器的孔隙中可见新生骨长入，长入的骨组织呈小梁状，无骨组织长入的孔隙被纤维组织及软骨组织填充，未见明显的炎性反应。尽管在大部分材料表面被纤维组织覆盖，并未与骨组织形成紧密结合（图 5-12A2），但有部分材料表面可见包绕的纤维组织已被软骨组织取代，软骨组织与材料表面紧密结合并逐步被外围的成熟矿化骨所取代（图 5-12A3）。在对照组，虽然大部分 PEEK 融合器均通过其中的自体植骨与上下椎体形成了骨性桥接（5 例形成桥接或部分桥接，1 例未形成桥接），但 PEEK 表面完全被纤维组织包绕，无骨及软骨组织贴附（图 5-12B）。

6 个月时多孔钛合金孔隙中的纤维及软骨组织较 3 个月时明显减少，骨组织长入量较 3 个月时有所增加。并且孔隙中的骨组织经过改建后丢失 3 个月时所见的骨小梁样形态，大部分包裹在材料周围与材料形成紧密结合，部分区域骨组织融合形成骨皮质。边缘孔隙中的骨组织量多于中央部分的骨组织（图 5-12C）。而对照组的 PEEK 融合器的组织学结

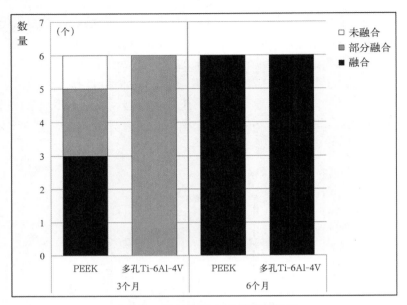

图 5-11   植入物融合 X 线评级情况

果显示，尽管其材料表面的纤维组织与 3 个月相比显著减少，但大部分材料表面与周围骨组织仍未形成紧密贴合，部分界面仍被大块纤维覆盖（图 5-12D）。

（三）组织计量学结果

双因素方差分析显示不同节段（C_3/C_4 或 C_4/C_5）的 MBF 与 BA 值的差异无统计学意义，说明不同椎间隙节段对材料骨长入及骨整合的影响不显著。与通过 Micro-CT 测量的 BVF 值相似，多孔钛合金孔隙中的骨长入量 MBF 呈现随时间增长的趋势，从 3 个月时的 22.2% 增长至 6 个月时的 38.4%。PEEK 融合器中央植骨孔由于植入了自体骨，在 3 个月时 MBF 值即达到了 34.3%，显著高于多孔钛融合器，其后骨长入的增长并不明显，6 个月时 MBF 为 36.3%，与无自体植骨的多孔钛合金的 MBF 值相比，差异无统计学意义（图 5-13）。多孔钛合金的骨结合分数 BA 值从 3 个月时的 10.6% 增长至 6 个月时的 41.0%，显著高于相同时间点的 PEEK 融合器的 BA 值（3 个月时 4.6%，6 个月时 5.8%）（$P < 0.01$，图 5-14）。这说明多孔钛合金具有比 PEEK 材料更好的骨整合能力，在植入体内后有更多的表面可与骨组织形成紧密结合。

（四）融合脊柱节段生物力学检测结果

脊柱节段融合后，相邻椎体的相对位移范围（ROM）会显著下降，融合节段的 ROM 值与节段的力学稳定性密切相关，因此可以通过测量 ROM 值平价融合器的融合效果。通过双因素方差分析显示 C_3/C_4 与 C_4/C_5 节段的 ROM 值的差异无统计学意义，说明这两个节段的力学性能差异对最终测量结果的影响无统计学意义。生物力学检测结果显示：多孔钛合金融合器在三种运动模式下的 ROM 值分别为旋转 2.45°，屈伸 4.02°，侧弯 3.59°。PEEK 融合器在三种运动模式下的 ROM 值分别为旋转 3.67°，屈伸 4.64°，侧弯 4.60°。方差分析结果显示多孔钛合金融合器在旋转，侧弯，屈伸三种运动模式下的 ROM 值均显著小于 PEEK 融合器，因而具有更好的力学稳定性和融合效果（$P < 0.01$，图 5-15）。

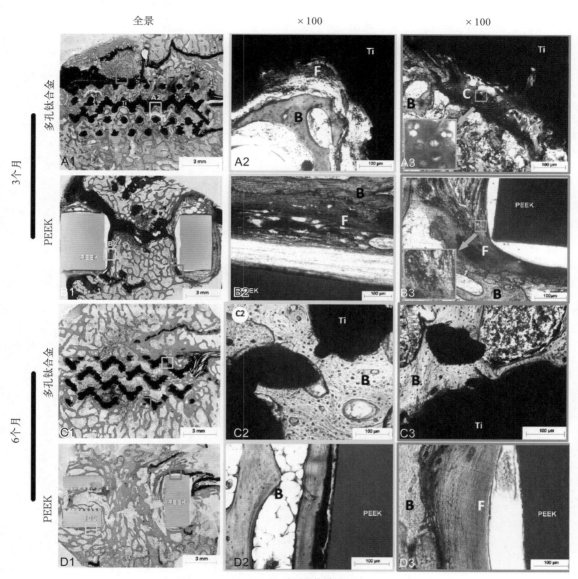

图 5-12　组织学结果

3 个月时多孔钛孔隙中有骨组织长入（A1），尽管许多材料表面仍存在纤维组织，并未与骨形成紧密结合（A2），但部分材料表面可见软骨组织紧密包绕，并逐渐被矿化骨取代（A3）。而 PEEK 融合器周围完全被大块纤维组织包绕（B1 ～ B3）。6 个月时多孔钛孔隙中的纤维及软骨组织显著减少，骨组织与材料形成紧密结合（C1 ～ C3）。而在对照组，尽管 PEEK 融合器表面的纤维组织与 3 个月相比减少，但大部分材料表面与周围骨组织仍未形成紧密贴合，部分界面仍被大块纤维覆盖（D1 ～ D3）。F. 纤维；B. 骨组织；C. 软骨；Ti. 钛合金

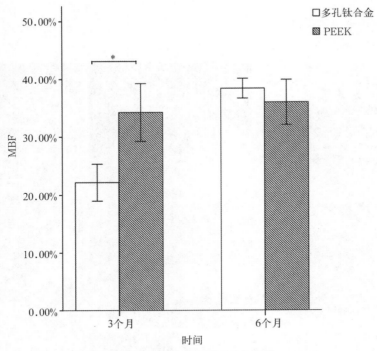

图 5-13　矿化骨百分比（MBF）

由于自体植骨，PEEK 融合器中央孔处的 MBF 在 3 个月时显著高于未植骨多孔钛融合器。但多孔钛融合器中的骨长入量随时间的增长而增长，在 6 个月时达到了与 PEEK 融合器相当的水平（*. 方差分析，$n=6$，$P < 0.01$）

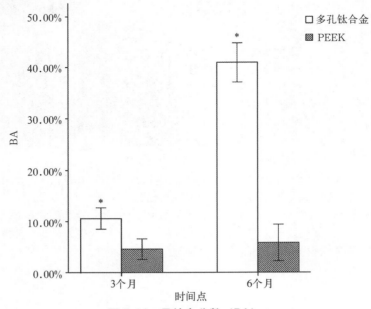

图 5-14　骨结合分数（BA）

多孔钛合金骨结合分数在每个时间点均显著高于 PEEK 材料。这说明多孔钛合金具有比 PEEK 材料更好的骨整合能力，在植入体内后有更多的表面可与骨组织形成紧密结合（*. 方差分析，$n=6$，$P < 0.01$）

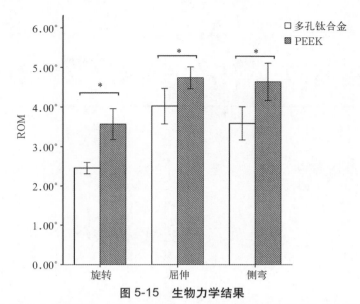

图 5-15　生物力学结果

ROM 为下位椎体相对于上位椎体的角度位移范围，多孔钛合金融合器在旋转，侧弯，屈伸测试中的 ROM 值均显著小于 PEEK 融合器，具有更好的稳定性（*. 方差分析，n=6，$P < 0.01$）

第6章

多孔钛合金股骨头支撑棒的设计制备及其治疗效应研究

第一节　研究背景简介

髓芯减压用于治疗股骨头坏死已经有 40 余年的历史，是用于治疗早期股骨头坏死最普遍使用的手术方法。其治疗股骨头坏死有效的原理可能是降低骨内压、改善坏死区域血液循环，以及减压孔道利于新骨沉积等，文献报道的有效率介于 40%～80%。

单孔道髓芯减压治疗早期股骨头坏死后，由于软骨下骨缺乏有效的力学支撑，而自体骨块移植支撑治疗常存在手术过程复杂、术后制动时间较长的弊端。因此，寻求新的生物支撑材料很有必要。金属材料具有良好的力学特性、抗腐蚀和抗疲劳特性，以及生物相容性日益受到关注。

钽金属具有良好的生物相容性和无毒性，美国 Zimmer 公司生产了纯钽金属股骨头支撑棒并用于临床。Veillette 等报道 54 例早期股骨头坏死患者（60 髋）采取髓芯减压、钽合金支撑棒治疗。患髋 12 个月时的存活率为 91.8%、24 个月时为 81.7%、48 个月时为 68.1%。

Tanzer 等对 17 例钽支撑棒治疗失败的患髋取出标本进行了组织病理学分析，用于组织病理学分析的 15 例患髋取出标本中，14 例标本中仍有骨坏死存在，扫描电镜检查发现 13 例（87%）标本钽棒中有骨长入，平均骨长入程度为 1.9%（0～4.4%）。所有取出病例骨长入不佳、对软骨下骨的支撑不良、钽支撑棒治疗早期股骨头坏死仍需进一步观察随访。

钛合金具有良好的生物相容性和耐腐蚀性能，且其性模量范围为 55～110GPa，远低于 316L 不锈钢材料（210GPa）和钴铬合金（240GPa）。过去的 10 余年，钛合金被广泛应用于临床。将钛合金制成疏松多孔结构，可进一步降低其弹性模量。同时，该疏松多孔结构有利于营养物质的输送和代谢废物的排泄，有利于骨长入，达到良好的骨整合，降低了植入物远期松动和界面不稳的中远期并发症风险。新兴的 3D 打印技术大幅简化了多孔钛合金的制备工艺，使得制备复杂疏松多孔结构的钛合金变为现实。因此，制备疏松多孔状的钛合金股骨头支撑棒用于治疗早期股骨头坏死在理论上是可行的。

第二节　多孔钛合金股骨头支撑棒的设计制备与表征

有文献报道，采取钽金属支撑棒支撑治疗的股骨头坏死病例出现骨长入欠佳、假体松动的现象。我们分析其可能存在的原因为钽金属支撑棒弹性模量较为单一（通体 3.00GPa），平均孔径较小（430μm）。因此，改进多孔金属材料的孔径大小和弹性模量有可能解决钽金属支撑棒的上述临床问题。本研究从孔径大小和结构两方面改进钽金属支撑棒，并采取新兴的金属 3D 打印技术，制备两种类型的多孔钛合金羊用股骨头支撑棒。一种是规则多孔结构，另一种是仿生骨小梁结构，两者分别采取电子束熔融技术（EBM）和选区激光融化快速成型技术（SLM）打印。棒体打印后行 micro-CT 扫描、MIMICS 软件计算其孔隙结构，并进行力学性能测试。

一、多孔钛合金支撑棒模型设计及参数测量

取 8 对正常成年小尾寒羊股骨头颈部大体标本行薄层 CT 扫描，层厚 0.625mm。扫描过程中注意各股骨头分开摆放，确保无重叠。扫描数据以 DICOM 格式文件保存，刻盘。将原始数据导入 MIMICS16.0 软件，确定阈值，分割各个股骨，三位重建后获取各个股骨三维模型。沿冠状位正中剖开各股骨模型，使用软件自带的测量工具，测量大转子基底部至股骨头内上方关节面的距离 L1（图 6-1A 所示），以及股骨头内上方关节面至骨髓空腔的距离 L2（图 6-1B 示）。过股骨颈部最窄处斜行切开股骨头颈部，测量股骨颈部最窄处的距离 D。按照均数（X）、标准差（S）、最小值（Min）和最大值（Max）表示。

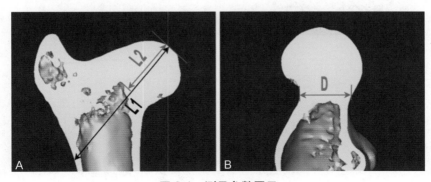

图 6-1　测量参数图示

L1. 从股骨头内上方关节面至大转子基底部距离（A）；L2. 从股骨头内上方关节面至骨髓空腔的距离（A）；D. 股骨颈部最窄部分距离（B）

头颈部参数如表 6-1 所示，大转子基底部至股骨头内上方关节面均值为 50.72mm，最大值为 55.99mm，最小值为 48.36mm，这个数值将决定棒体设计的长度。颈部最窄部分距离均数为 15.56mm，此数值对棒体的直径有一定的影响。

根据所测量羊股骨头颈部参数，设计支撑棒的规格，包括体部末梢形态、直径、长度，尾部形态、直径、长度，以及体部渐变规格，以适应不同体型的小尾寒羊。棒体整体外形设计为圆柱状，有助于棒体置入，体部末梢设计为半球状，可以和软骨下骨松质形成有效接触，为其提供有效的力学支撑（图 6-2）。股骨头支撑棒放置的理想位置为支撑棒体部末

表 6-1　羊股骨头颈部参数

	X（mm）	S（mm）	Min（mm）	Max（mm）
L1	50.72	2.25	48.36	55.99
L2	24.03	3.88	16.07	31.29
D	15.59	0.67	14.23	16.56

梢距离股骨头内上方关节面的距离为 3～5mm。因此，根据上述测量参数，设计支撑棒长度为 43～51mm。考虑到羊的体型大小不同，可以制成长度递变的不同规格棒体，以 4mm 为递变单位，即棒体分为 43mm、47mm、51mm 三种不同规格。

　　棒体分为尾部和体部两部分（图 6-2），尾部设计为实体钛合金结构，利于和骨皮质形成较好的接触，不易松动，其长度为 10mm；体部设计为多孔状结构，分为仿生小梁和规则小梁两种类型，其长度为 33～41mm，体部一端和尾部相连，末梢设计为半球状。考虑到棒体直径过粗容易在头颈部后侧狭窄部突破皮质，直径过细则支撑效果不佳，故棒体直径设计为 6mm。

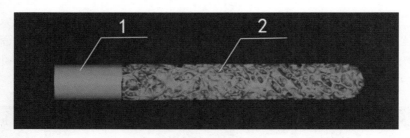

图 6-2　支撑棒规格图示
1. 棒体尾部；2. 棒体体部

　　仿生小梁羊股骨头支撑棒模型设计分为以下步骤：①取新鲜成人股骨头颈部行 micro-CT 检查（微米 X 线三维成像系统，德国 YXLON 国际股份有限公司），分辨率为 30μm，获取 DICOM 格式文件。②将数据导入 MIMICS 16.0 软件（比利时 Materialise 有限公司，由西安交通大学机械制造系统工程国家重点实验室提供），通过 CAD 模块在股骨头内部建立支撑棒体体部模型，确定好最佳位置后，将模型转化为面数据，和人股骨头颈部小梁进行布尔相交运算，得到仿生骨小梁支撑棒体部面数据（Mask）；然后进行骨小梁削薄、平滑处理，后 3D 重建得到优化后的仿生骨小梁体部模型。③利用 MIMICS 软件的 CAD 模块设计棒体的尾部，尾部设计成实体结构，利用坐标点数据调整尾部结构位置，确保尾部和体部在同一圆柱内。④体部模型和尾部模型行布尔相加运算，获得支撑棒模型，后导出 STL 格式文件。

　　规则小梁羊股骨头支撑棒设计类似，区别在于棒体体部采用手工绘制的十二面体规则小梁，小梁厚度 200μm，尾部和仿生小梁支撑棒相同。

　　按照上述支撑棒规格及上述模型设计步骤，设计出支撑棒的三维模型（图 6-3A、图 6-4A）。模型体部由疏松多孔状的仿生小梁（图 6-3A）或者规则小梁两种结构构成（图 6-4A），尾部设计为实体圆柱状。体部和尾部相连接，构成同一圆柱形棒体。在 MIMICS 软件内模拟放置支撑棒，验证其长度及直径的合理性（图 6-3B，图 6-4B），确保其体部末梢位于股骨头关节面内上方，距离关节面 3 ～ 5mm。

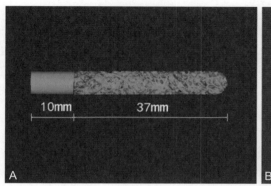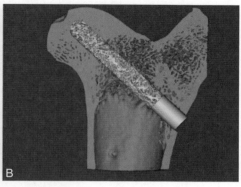

图 6-3 羊用仿生骨小梁支撑棒

A. 长度为 47mm 的羊用仿生骨小梁支撑棒体 3D 模型；B. 在 MIMICS 软件内模拟放置支撑棒（黄色部分为股骨头支撑棒，绿色部分为羊股骨头颈部）

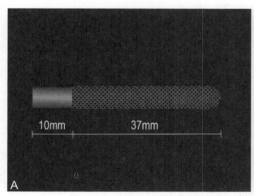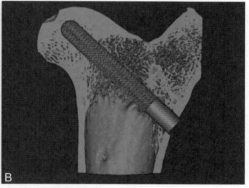

图 6-4 羊用规则小梁骨小梁支撑棒

A. 长度为 47mm 的羊用规则小梁骨小梁支撑棒体三维模型；B. 在 MIMICS 软件内模拟放置支撑棒（红色部分为股骨头支撑棒，绿色部分为羊股骨头颈部）

利用 MIMICS16.0 软件计算模型数据的孔隙结构参数（表 6-2），两者的孔隙结构均为高度连通的疏松多孔状结构，连通度均为 100%；规则小梁结构平均孔径为 720μm，大于仿生小梁结构平均孔径（510μm）；孔隙率方面，规则小梁结构（98.57%）大于仿生小梁结构（90.93%）。此数据为 3D 模型的空隙结构参数，打印后实物棒体的孔隙结构参数通过 micro-CT 扫描、三维重建后测量获得，并和模型孔隙结构参数做对照。

表 6-2 两种类型支撑棒模型孔隙结构参数

	孔隙率（100%）	平均孔径（μm）	连通度（100%）
仿生小梁结构	90.93	510	100
规则小梁结构	98.57	720	100

二、多孔钛合金支撑棒批量制备和参数测量

仿生小梁股骨头支撑棒采用选区激光熔化快速成型（selective laser melting，SLM）技术打印，原材料为 Ti-6Al-4V 球形粉末，粉末粒径为 45μm 以下。打印后行超声清洗，去除孔隙内游离金属粉末。由于激光束光斑为 50μm，打印好的棒体孔径可能略小于模型孔径，部分较小的孔有可能被游离的钛合金粉末填充，故采取酸液（硝酸、氢氟酸和水的摩尔比为 1 ：4 ：5）侵蚀的方法，去除较小的孔隙内填充的粉末，进一步减薄小梁厚度，并增加小梁表面粗糙度，以利于细胞或生长因子缓释系统黏附。

规则小梁支撑棒采用电子束熔融（electron beam melting，EBM）技术打印，原料仍为 Ti-6Al-4V 球形粉末，粉末粒径为 45 ～ 106μm。打印完毕后行超声清洗。

仿生小梁结构支撑棒（图 6-5A）由 SLM 设备打印，打印后经过酸液侵蚀，棒体外观有特殊金属色泽，表面粗糙度适中，孔隙连通度好，较小孔径均能开放，孔径大小不一，其结构和模型数据相仿。规则小梁支撑棒（图 6-5B）由 EBM 设备打印，孔隙连通度很好，小梁厚度均一，表面较仿生结构小梁表面粗糙，可能原因为 EBM 打印时 Ti-6Al-4V 粉末粒径较大，且电子束光斑为 100μm，大于激光束光斑 50μm。

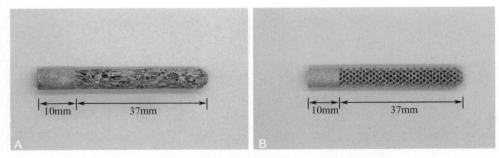

图 6-5　两种多孔钛合金股骨头支撑棒
A. 仿生小梁结构支撑棒；B. 规则小梁支撑棒

取打印好并经过后处理的两种类型实物棒体各 4 个行 micro-CT 扫描（微米 X 线三维成像系统），原始数据保存为 DICOM 格式文件。将 DICOM 格式文件导入 MIMICS16.0 软件，阈值分割（Threshold）后 3D 重建，截取（Cut）棒体体部多孔部分（从棒体末梢开始截取，长 13mm）行孔隙结构分析（Analyze pores），获取孔隙结构参数，按照 $\bar{x} \pm s$ 的形式表示，并各自和模型孔隙结构参数做对照。

获取的棒体体部末梢孔隙结构参数如表 6-3 所示。仿生小梁支撑棒孔隙率为（72.79±0.31）%，跟模型数据孔隙率（90.93%）对照，有所下降（$P < 0.05$），可能与一些闭塞孔隙或者部分较小孔隙内有金属粉末填充有关；规则小梁支撑棒孔隙率为

表 6-3　两种类型实体棒体孔隙结构参数

	孔隙率（100%）	平均孔径（μm）	连通度（100%）
仿生小梁支撑棒	72.70±0.26	310±10	100
规则小梁支撑棒	84.21±0.19	610±20	100

（84.31±0.20）％，与模型数据孔隙率（98.57％）对照，亦有所下降（$P < 0.05$），分析可能的原因为电子束光斑较大（100μm），打印的小梁增粗（图 6-6）。

平均孔径方面，实体仿生小梁支撑棒为（310±8）μm，小于其模型平均孔径510μm（$P < 0.05$），而规则小梁支撑棒为（605±13）μm，亦小于其模型平均孔径720μm（$P < 0.05$）；两种类型实体棒体连通度均为100％，和 3D 模型数据无差异（图 6-7）。

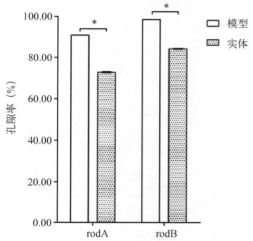

图 6-6　两种类型支撑棒三维模型和打印后实体棒体平均孔隙率的比较

rodA. 仿生结构支撑棒；rodB. 规则小梁支撑棒

*$P < 0.05$

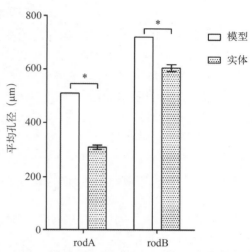

图 6-7　两种类型支撑棒 3D 模型和打印后实体棒体平均孔径的比较

rodA. 仿生结构支撑棒；rodB. 规则小梁支撑棒

*$P < 0.05$

钽金属支撑棒可用于治疗早期股骨头坏死，但是，也有部分文献报道其治疗失败率较高。我们分析，失败率较高的原因可能为钽金属支撑棒弹性模量单一（通体为 3.00GPa），与人体股骨头颈部骨松质不均一的弹性模量不相匹配，引起应力遮挡效应。其次，钽金属支撑棒的平均孔径为 430μm，该孔径可能不是适合骨长入的最佳孔径。多孔钽金属股骨头支撑棒的加工方法为蒸汽沉积法，需要预先制作正十二面体碳纤维多孔支架，后行蒸汽沉积，工艺复杂，造价昂贵。2014 年，3D 打印技术首次用于制作多孔钽金属，极大地简化了钽金属的加工工艺，但是，仍然无法解决钽金属造价昂贵的问题。因此，开发研究多孔钛合金支撑棒有可能解决上述多孔钽金属支撑棒存在的问题，中国科学院沈阳金属研究所郝玉琳等研发的 Ti2448（Ti-24Nb-4Zr-8Sn）合金以其高强度低弹性模量显示出良好的应用前景，本研究所应用的多孔 Ti-6Al-4V 合金只是系列研究的前期研究，后续的开发研究将继续开展。

人和动物股骨头内部由骨松质组成，且股骨头不同区域骨松质的弹性模量并不相同，弹性模量均一多孔结构金属支撑棒很有可能由于弹性模量不匹配产生松动。因此，我们设计制备了和骨松质小梁结构相似的仿生多孔钛合金支撑棒，旨在初步验证此多孔结构对在早期股骨头坏死的治疗作用。2014 年，Cheng A 等报道了 3D 打印的仿生小梁结构，并用于体外细胞学实验，此仿生小梁结构用于动物体内实验研究尚无文献报道。设计制备的小梁结构平均孔隙率为（72.70±0.26）％，平均孔径为（310±10）μm，连通度为100％。

此仿生小梁的平均孔径比规则小梁小梁结构（610μm）要小，但是小梁孔径大小不一、高度仿生，壁状结构和规则小梁的梁状结构有本质不同，其生物学效应有待进一步验证。

我们采取 EBM 和 SLM 两种技术分别制备规则小梁和仿生小梁两种结构，并不是有意而为，而是受到当前两项技术的限制。在我们的预实验过程中，我们尝试用 EBM 设备打印仿生小梁结构，但是效果并不理想，表现为：较小孔径内填满了熔融贴附的钛合金粉末，超声清洗并不能去除，小梁厚度普遍增加，跟疏松多孔的骨松质小梁结构差异较大。分析上述现象存在的可能原因有：① EBM 采取的 Ti-6Al-4V 粉末粒径为 45～106μm，和仿生小梁模型中较小的孔径大小相仿，故较小孔径难打印，粉末仍然贴附在小梁表面；②电子束光斑直径为 100μm，较细的仿生小梁在打印过程中会增加其厚度。故我们后来尝试使用 SLE 设备打印仿生小梁，激光束光斑直径为 50μm，使用的 Ti-6Al-4V 粉末粒径为 0～45μm。棒体打印后，我们采取酸液侵蚀的方法进一步减薄了小梁厚度，同时去除游离在孔隙内的 Ti-6Al-4V 粉末，制备的小梁结构清晰，和其 3D 模型高度相仿（图 6-5A）。

同时，我们还尝试使用 SLM 设备打印规则小梁结构，发生了几次设备自动停止的现象。通过和工程师沟通后，我们分析可能的原因：打印采用的 Ti-6Al-4V 粉末粒径为 0～45μm（和打印仿生小梁结构相同），而模型数据中正十二面体规则小梁之间衔接部分有一定的间隙，如果这个间隙大于粉末粒径，则粉末不能逐层堆积而发生设备自动停止的现象，应该属于模型设计中存在的问题。通过改进模型数据或者增大粉末粒径有可能解决上述问题。限于修改模型数据过程比较复杂、而购置不同粒径粉末尚需一定的周期，本研究暂时使用两种不同技术已经成功制备的不同类型股骨头支撑棒。两种不同技术制备的多孔结构的力学性能和生物学效应还需进一步验证。

由于小尾寒羊股骨头颈部骨松质分布主要集中于股骨头内部，股骨颈部多为空腔结构；可以设计制备短棒体结构（图 6-8 红色实线区域示）。该设计可能存在的弊端为：①较短棒体缺乏与骨的锚定作用，在放置初期可能会脱落至髓腔；②较短棒体放置困难，需要额外设计与之配套的放置工具。基于以上考虑，我们改进为与人用钽金属支撑棒相似的长棒体结构。其尾部实体钛合金结构和股骨大转子基底部形成稳定接触，在放置初期可以有效防止棒体松动脱落。

由于羊股骨头内部骨松质小梁范围较小（图 6-8），获取骨小梁数据制作仿生羊股骨头支撑棒时，仿生小梁结构达不到棒体需要的长度（34～41mm），而羊体内其余部位也无大段骨松质存在。通过观察研究，我们最终选取了人类股骨头颈部骨松质小梁原始数据作为仿生小梁结构支撑棒的模型数据。

我们利用 MIMICS16.0 软件截取正常成年男性股骨头颈部骨松质小梁结构制作支撑棒，其长轴方向和钽金属支撑棒走行方向一致。获取人股骨头 micro-CT 检查面数据后，通过和 CAD 设计的棒体进行布尔相交运算，获取棒体面数据。然后行削薄、平滑处理减薄骨小梁厚度。打印

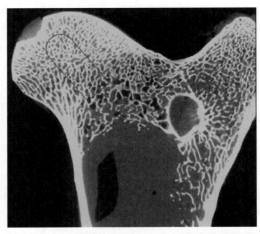

图 6-8　小尾寒羊用短股骨头支撑棒模拟放置区域（红色实线）

完成后，我们又对材料进行酸液侵蚀，进一步减薄棒体小梁厚度，以此尽量降低打印材料和模型的差异。

采取 SLE 设备打印时，Ti-6Al-4V 粉末存在一定的粒径范围，且激光束光斑直径为 50μm，采取原有骨小梁数据打印后的仿生小梁有可能进一步增厚，较小的孔隙结构也有可能会被金属粉末填充，利用超声清洗或酸液侵蚀等方法未必能清洗出来。增厚打印的仿生小梁结构将会增大小梁的弹性模量，且金属的弹性模量本来就大于人体骨，因此，制备与模型小梁厚度相仿甚至更薄的仿生小梁为我们的初始目标。

分析得出，打印后的两种类型实体多孔钛合金支撑棒的平均孔隙率和平均孔径和模型数据有统计学差异，反映出当前的 3D 打印技术和工艺仍然在精细制作方面仍有一定的局限性。在后续的工作中，我们还需要探索用于打印钛合金材料粉末的粒径、数据模型的优化、打印设备的选取和改进、打印的材料后处理等方面的问题，以制备更加优化的多孔钛合金股骨头支撑棒。

第三节　羊股骨头坏死动物模型的建立

一、背景回顾

目前仍无理想的动物模型能够在病因和病理变化两个方面能够全面模拟人类股骨头坏死，探索建立理想的股骨头坏死模型很有必要。

Malizos 等主张理想的动物模型应当满足以下特征：①复制的坏死区域在解剖学上邻近股骨头关节面；②坏死区域和股骨头内部存活骨组织有连续性；③模型动物应该在坏死股骨头修复时允许正常负重。这些特征对于成功评估现有或新的股骨头坏死治疗方法至关重要。现有的股骨头坏死模型诱导坏死的方法很多，这将导致坏死骨修复的方式方面有很大程度的不同，有可能会影响疗效的准确评估。

文献报道的建立股骨头坏死模型的模型动物有很多，归纳总结主要分为以下三类：①用于验证非手术法治疗股骨头坏死疗效的动物，这类动物体型一般较小，如鼠、兔等；②用于验证手术治疗股骨头坏死疗效的动物，这类动物体型稍大，以便手术操作，如犬、羊、猪等；③近 10 年来，学者们探索的双足站立大动物模型，用于模拟人类股骨头坏死全部病理过程，实验动物为鸸鹋。

虽然鸸鹋等双足站立动物能够模拟人类股骨头力学环境，但是它们并不是常规实验动物。鸸鹋生活在澳洲，行为凶险，易伤人，取此动物作为模型存在诸多困难，所以，完善常规实验动物（羊、犬和家兔）的股骨头坏死模型建立方法很有必要。通过追踪文献不难发现，液氮冷冻法和乙醇注射法是目前业界内普遍认可的大动物建模方法。能否进展为股骨头扁平直至塌陷仍需进一步验证，而是否需要塌陷模型要根据具体研究目的和方案而定。此外，液氮冷冻方法也有多种（前文已讨论过），冷冻方法、冷冻设施、液氮的量及冷冻持续时间仍需进一步探索。

二、液氮冷冻法建立羊早期股骨头坏死模型

我们前期研究验证了局部无水乙醇注射法诱导家犬股骨头坏死的有效性，效果较为理想，

但在尝试使用该方法建立小尾寒羊股骨头坏死模型时发现，无水乙醇沿着注射孔道大量渗透至股骨髓腔内，而股骨头内部渗透不佳，诱导股骨头坏死效果不是很理想。因此，本节主要讨论液氮冷冻法对小尾寒羊股骨头坏死的诱导作用。我们引进一种液氮冷冻治疗仪，使液氮蒸汽均匀、缓慢地喷射至制作好的冷冻孔道中，由里及外实施股骨头冷冻。通过大体标本观察、影像学和组织学检测等方法，验证上述液氮冷冻法建立羊股骨头坏死的有效性。

（一）建模方法和步骤

动物实施手术前 24 小时禁食、水。拍摄正位 X 线片证实动物骨骺线已经闭合，证实为成年羊。0.5ml 硫酸阿托品注射液（1mg∶1ml）肌内注射抑制呼吸道黏液分泌，30 分钟后 0.1ml/kg 陆眠灵Ⅱ（30mg∶1.5ml）肌内注射麻醉动物。麻醉生效后，用舌钳牵出动物舌头并固定，防止舌后缀引起窒息。右耳耳标号码标记动物，股骨大转子基底部术区剃毛，范围 25cm×25cm，术区常规消毒。

动物麻醉后，侧卧位位于手术台上，过股骨大转子基底部后缘做弧形切口，长约10cm，分离浅筋膜，向尾侧牵开臀肌，分离深筋膜。股骨内旋，显露股骨外展肌群，沿肌纤维走行方向钝性分离肌群，显露股骨头颈交界处后侧缘。向股骨头内部钻孔，直径为3mm，深度为 12mm，确保孔道末端位于股骨头内侧偏上位置。

冷冻孔道内插入自制的液氮冷冻探头（图 6-9B），探头连接液氮冷冻治疗仪（图 6-9A）。冷冻治疗仪加注液氮至其容量的 2/3，拇指摁住冷冻治疗仪手柄处导热孔，致使罐内气压上升，使得罐内液氮沿着探头内芯流至探头末梢，而后反折回枪头根部气体流出孔。液氮气体的流动使冷冻枪头制冷，冷冻诱导羊股骨头坏死。冷冻时间为 6 分钟，常温生理盐水不断冲洗复温，吸引器吸引冲洗液，持续复温 6 分钟，冷冻 / 复温持续 3 个循环；骨蜡封闭钻孔，逐层缝合切口，术毕。另一侧股骨头不做处理，留作对照。0.1ml/kg 肌内注射鹿醒宁Ⅱ（250mg∶2ml）苏醒动物，安返羊舍。

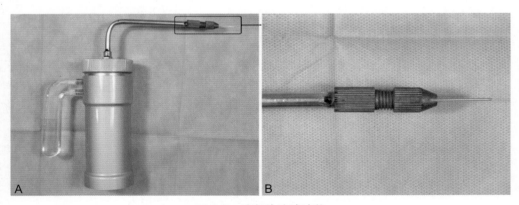

图 6-9　液氮冷冻治疗仪

肌内注射头孢唑林钠 0.5g/ 支，2 次 / 日，连续使用 3 天，预防感染发生。术后，允许动物在羊舍内自由活动，活动范围 5m×10m，动物正常负重。

（二）建模结果

术后，各组实验动物精神状态可，饮食佳；伤口愈合好，无红肿渗出、流脓现象发生。动物麻醉苏醒恢复站立后实验侧跛行明显，持续 1～2 周后好转。术后 5～6 周，动物实验侧又开始跛行、避免承重。个别体型较小的动物，跛行一直持续，直至处死取材。观察周期内，无动物突然死亡或者久卧不起。

　　X 线检查可见实验侧冷冻孔道清晰（图 6-10B ～ E 黑色箭头示），直至术后 6 个月，液氮冷冻孔道仍未闭合。术后 1 个月、2 个月、3 个月，实验侧关节面完整，无塌陷，股骨头关节面下有数条硬化带，与硬化带伴行的是低密度影（图 6-10B ～ D 白色箭头示），这与人类早期股骨头坏死变化相似，髋关节间隙正常、无变窄。术后 3 个月，有 1 只动物实验侧股骨头轮廓变得扁平；术后 6 个月，有 3 只动物实验侧股骨头轮廓扁平，股骨头半径较之对照侧股骨头明显变小（图 6-10E），关节面下低密度影明显（图 6-10 E 白色箭头示），液氮冷冻孔道仍然清晰（图 6-10E 黑色箭头示）。

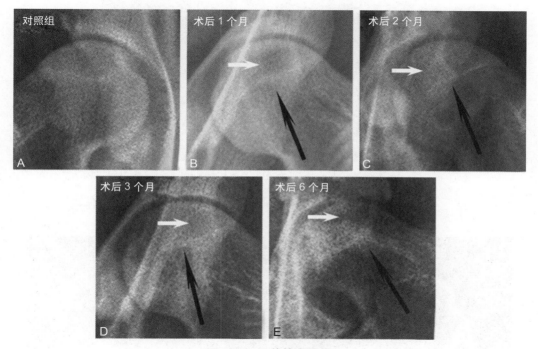

图 6-10　X 线检查影像

A. 对照侧；B. 术后 1 个月；C. 术后 2 个月；D. 术后 3 个月；E. 术后 6 个月（黑色箭头示液氮冷冻孔道、白色箭头示关节面下低密度影）

　　CT 检查可见内侧上方关节面下有明显的低密度影（图 6-11D 黑色箭头示），与之相伴的通常是局部的硬化灶（图 6-11B 白色箭头示）；直至术后 6 个月，液氮冷冻孔道仍然未闭合（图 6-11 E 紫色箭头示）；股骨头正中水平面影像显示术后各时间点关节面完整、关节间隙正常。

　　Micro-CT 结果显示：术后各时间点，术侧股骨头骨松质骨小梁变薄、髓腔增大，尤以股骨头内侧上方为著；股骨头关节面软骨下骨皮质变薄（图 6-12B 紫色箭头示）；直至术后 6 个月，液氮冷冻孔道仍未闭合（图 6-12 B 白色箭头示）。

　　通过对感兴趣区域行 Micro-CT 分析，记录各组标本 BV/TV、Tb.Th、Tb.Sp 和 Tb.N 四个量化参数指标，以 $\bar{x} \pm s$ 表示，各组 ROI 量化指标行统计学分析。术后各时间点（1 个月、2 个月、3 个月和 6 个月），术侧股骨头 ROI 内 BV/TV 较之正常侧股骨头有所下降（图 6-13 示，

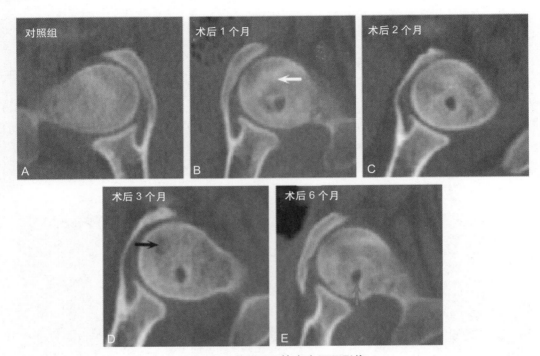

图 6-11   普通 CT 检查水平面影像

A. 对照侧；B. 术后 1 个月；C. 术后 2 个月；D. 术后 3 个月；E. 术后 6 个月（B 图白色箭头示局部硬化灶、C 图紫色箭头示未闭合的液氮冷冻孔道、D 图黑色箭头示邻近内侧关节面的低密度影）

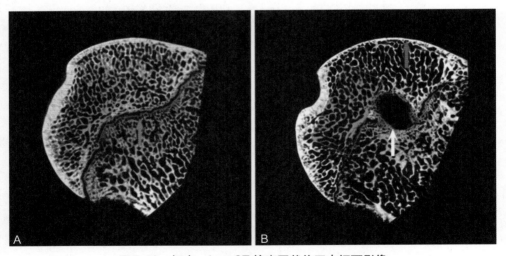

图 6-12   标本 micro-CT 检查冠状位正中切面影像

A. 正常侧影像（绿色区域为 ROI，红色箭头所示为骨骺线）；B. 术后 3 个月，实验侧影像（绿色区域为 ROI，白色箭头所示为液氮冷冻孔道，紫色箭头示变薄的软骨下骨皮质）

* Dunnett-t 检验，$n=4$，$P < 0.05$），直至术后 6 个月，BV/TV 仍与对照侧有统计学差异，提示坏死股骨头内缓慢的骨修复过程。

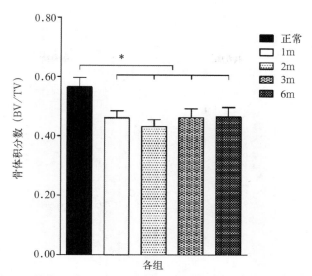

图 6-13　各组股骨头 ROI 骨体积分数（BV/TV）。术后各时间点（术后 1 个月、2 个月、3 个月和 6 个月），实验侧股骨头 ROI 骨体积分数无差异，但均小于正常侧

*. Dunnett-t 检验；$n=4$；$P < 0.05$

　　同 BV/TV 相似，术后各时间点，各实验侧股骨头感兴趣区域内平均 Tb.Th 较之对照侧均减小（图 6-14 示，* Dunnett-t 检验，$n=4$，$P < 0.05$）；术后 1 个月和 2 个月，在平均 Tb.Th 减小的同时，平均 Tb.Sp 也随之增大（图 6-14 示 * Dunnett-t 检验，$n=4$，$P < 0.05$），术后 3 个月和术后 6 个月，平均 Tb.Sp 反倒减小，可能与新生骨小梁减少骨小梁间隙有关（图 6-14，* LSD-t 检验，$n=4$，$P < 0.05$）。术后 6 个月，术侧股骨头 ROI 内平均 Tb.N 较之正常侧、术后 1 个月和术后 2 个月有所增长，而与术后 3 个月相比，差异无统计学意义，提示新生骨小梁数目的增加（图 6-15 示，* Dunnett-t 检验，$n=4$，$P < 0.05$）。

　　组织学检查发现，对照侧骨松质小梁结构完整，多数小梁骨陷窝内有颜色深染的骨细胞核（图 6-16 A 黑色箭头示），髓腔内充满了大量的造血细胞（图 6-16 A 红色箭头示）和结构完整的脂肪组织（图 6-16A 绿色箭头示）；术后 1 个月，实验侧多数骨陷窝变得空虚（图 6-16B 黑色箭头示），髓腔内造血细胞减少（图 6-16B 红色箭头示），纤维组织开始增生（图 6-16B 绿色箭头示），脂肪组织结构破坏；术后 3 个月，实验侧部分骨小梁开始吸收，成骨细胞沿着坏死的骨小梁排列（图 6-16C 红色箭头示），大部分骨陷窝仍然空虚（图 6-16C 黑色箭头示），髓腔内充满了大量的成纤维细胞（图 6-16C 绿色箭头示），几乎看不到脂肪细胞和造血细胞；术后 6 个月，多数骨小梁断裂吸收（图 6-16D 黑色箭头示），髓腔内产生新生血管（图 6-16D 红色箭头示）和新生骨（图 6-16D 绿色箭头示）。

　　已有很多文献报道液氮冷冻建立大动物股骨头坏死模型的方法，但是以上研究采取的实验动物主要为家犬和鹌鹑，系统报道液氮冷冻法诱导小尾寒羊股骨头坏死的研究却很少。小尾寒羊作为常用的实验动物，探索其成熟有效的建模方法很有必要。随着实验技术的进步和学者们对股骨头坏死病理机制认识的不断加深，液氮冷冻方法也在不断改进。从最初的橡胶管套住股骨头灌注液氮法，改进至最近 Conzemius 等报道的液氮冷冻探头，有了很大的改进。本研究引进一种液氮冷冻装置，将液氮喷射至股骨头中心，由内及外冷冻诱导

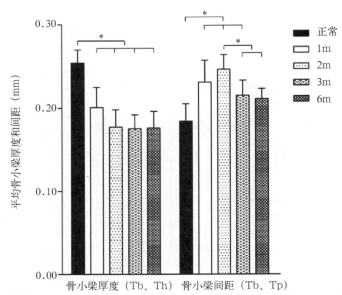

图 6-14   各组股骨头 ROI 平均骨小梁厚度和平均骨小梁间距。术后各时间点，实验侧股骨头 ROI 平均骨小梁厚度组间无差异，但均小于正常侧；术后 1 个月、2 个月和 3 个月，实验侧股骨头 ROI 平均骨小梁间距大于正常侧，直至术后 6 个月，实验侧骨小梁间距和正常侧相比，差异无统计学意义；术后 3 个月和术后 6 个月，术侧骨小梁间距小于术后 2 个月

*. Dunnett-t 检验和 LSD-t 检验；$n=4$；$P < 0.05$

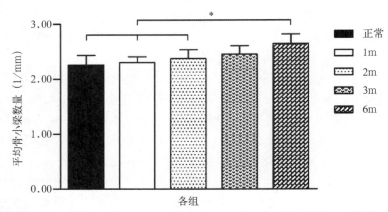

图 6-15   各组股骨头 ROI 平均骨小梁数量。术后 6 个月，实验侧 ROI 平均骨小梁数量大于正常侧和术后 1 个月、2 个月，后三者差异无统计学意义

*. Dunnett-t 检验；$n=4$；$P < 0.05$

坏死，通过影像学、组织学和 micro-CT 量化分析等评价上述装置诱导小尾寒羊的有效性，旨在建立成熟有效的小尾寒羊股骨头坏死模型，为后续的实验研究做好铺垫。经过建模术后 6 个月的观察，我们发现此装置以及冷冻方法可以成功诱导小尾寒羊股骨头坏死，该方法成功率高且死亡率低，且有部分动物进展为进展期股骨头坏死。

在我们的前期工作中，我们探讨了局部无水乙醇注射法诱导家犬股骨头坏死的有效性，实验达到了预期的结果，相关成果已经总结并发表，课题组同时验证了局部无水乙醇注射

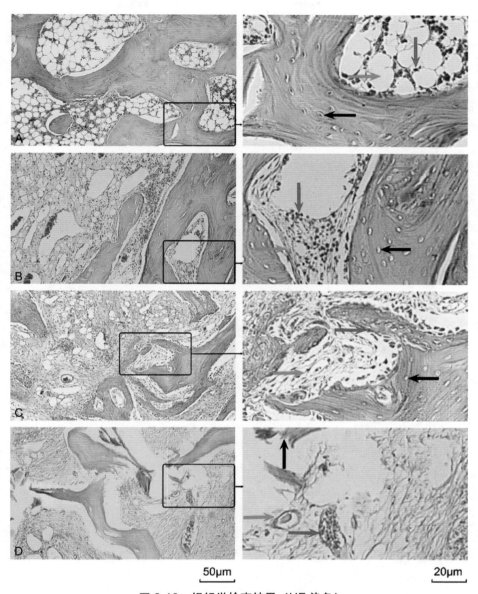

50μm　　　　　　　　　　　　　　　20μm

图 6-16　组织学检查结果（HE 染色）

A. 对照侧骨松质（黑色箭头示骨细胞核、红色箭头示造血细胞、绿色箭头示脂肪细胞）；B. 实验侧术后 1 个月（黑色箭头示空骨陷窝、红色箭头示造血细胞、绿色箭头示成纤维细胞）；C. 实验侧术后 3 个月（黑色箭头示空骨陷窝、红色箭头示成骨细胞、绿色箭头示成纤维细胞）；D. 实验侧术后 6 个月（黑色箭头示断裂吸收的骨小梁、红色箭头示新生血管、绿色箭头示新生骨）

法对羊距骨坏死的诱导作用。由于犬股骨头较小，用于验证材料植入支撑法治疗早期股骨头坏死的疗效不是很理想，因此，我们后来又尝试取小尾寒羊验证乙醇注射法建模的有效性。

　　小尾寒羊体型大、种系单纯、体型大小相差较小，抗病和抗寒冷性强，为验证手术干预方法治疗股骨头坏死有效性的理想实验动物。预实验过程中，大量无水乙醇沿着骨小梁密度梯度和乙醇注射孔道逆向留至股骨颈部骨髓腔，而股骨头内部渗透却很少，未能在注射器针尖部位形成纺锤形渗透区域而诱导坏死。通过小尾寒羊和家犬股骨头颈部 micro-CT 检查（图 6-17），我们分析，引起上述现象的可能原因为：家犬股骨头颈部骨松质小梁分布均匀且股骨颈部也有大量骨松质小梁存在（图 6-17A），而小尾寒羊股骨头颈部仅在股骨头部有密集的骨松质小梁分布，颈部为髓腔的腔隙结构（图 6-17B），此外，羊股骨头部骨松质小梁从内上方关节面下至股骨颈部呈由密至疏的梯度变化（图 6-17B），当注射无水乙醇时，乙醇在坏死目标区域（股骨头内侧上方区域）渗透较少，而出现向骨髓腔渗透的现象。因此，我们后来开展了本研究详述的液氮冷冻法建立小尾寒羊股骨头坏死的实验研究。

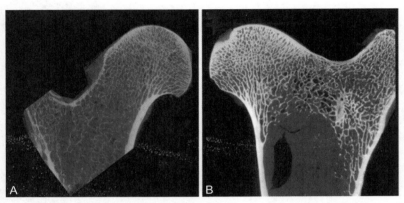

图 6-17　家犬和小尾寒羊股骨头颈部 micro-CT 检查冠状面影像

　　液氮冷冻建立股骨头坏死模型的方法主要包括以下 4 种：橡胶管套住股骨头灌注液氮、橡胶管缠绕股骨颈部液氮循环冷冻、股骨头颈部制作孔道液氮灌注，以及大转子基底部制作孔道液氮冷冻探头冷冻。前两种方法常引起股骨头颈部广泛坏死，甚至引起关节面软骨坏死，与人类股骨头坏死病理变化不符合，且不适合评价股骨头坏死新的手术干预方法，此两种方法逐渐被抛弃不用。目前，学者们通常采取后两种方法，大转子基底部制作孔道时需要在 C 臂透视仪的引导下先置入导针，操作方法复杂、术者射线暴露量增加。我们尝试了文献报道的股骨头颈部制作冷冻孔道的方法，后侧显露髋关节关节囊和股骨头颈部后，直视下可以看见股骨头的轮廓，无须 C 臂透视仪指引，直视下就可以制作孔道，简单便利。引进的液氮冷冻治疗仪可以均匀地将液氮喷射至冷冻孔道末端，即股骨头中心。冷冻由里及外、坏死亦由里及外，符合人类股骨头坏死病理变化。

　　正位 X 线片显示术后实验侧股骨头内侧上方关节面下低密度影，与之相伴的高密度带，这与人类股骨头坏死 早期 X 线变化极为相似；术后 1～3 个月的观察期多数动物未发现股骨头关节面变形、塌陷及髋关节间隙变窄，至术后 6 个月，有 3 只动物实验侧股骨头关节面明显变得扁平，但是仍未观测到和人类股骨头坏死相似的股骨头塌陷，这有可能与四肢动物后肢所处的力学环境有关，亦有可能为观察期未能足够长。普通 CT 检查显示股骨头关节面下方斑片状低密度影，周边有带状的或者斑片状高密度影，这种高低密度影像夹杂的现象在人类早期股骨头坏死时 CT 检查很普遍。因为 CT 检查是断层图像，去除了组织重叠，所以它更能反映病变部位的真实情况。

借助于新兴的 micro-CT 扫描技术，我们对坏死股骨头 ROI 骨小梁进行了系统分析，这是文献报道的同类研究尚未开展的。股骨头关节面软骨下骨皮质和骨松质小梁可为关节面提供强有力的力学支撑，股骨头坏死时，软骨下骨的形态学和力学性能的变化很有可能是引起股骨头坏死后期关节面塌陷的首要原因。因此，开展股骨头坏死软骨下骨的组织形态学和力学性能研究很有必要。通过扫描设备自带的 3D 重建和分析软件 VGStudio MAX 2.1，我们对 ROI 骨小梁的平均厚度、间距及数目进行了对照分析。术后各时间点，虽然骨矿物质含量和骨小梁厚度有所下降，但是，随着后期新生骨的生成，骨小梁间距有所缩小且数目有所增加，骨小梁形态学变化和病理学变化相吻合。随着骨小梁厚度的减小，在正常承重条件下，部分骨小梁发生了微骨折，这可能是股骨头轮廓变得扁平及随后的股骨头塌陷的原因。

第四节　羊股骨头支撑棒的骨长入生物学效应研究

建模后 1 个月，将所述的两种类型多孔钛合金股骨头支撑棒植入羊股骨头内部。术后 3 个月和 6 个月，通过影像学、组织学和力学等评价前述多孔钛合金支撑棒对小尾寒羊早期股骨头坏死的治疗作用。

一、实验方法和步骤

将前述的两种类型羊用支撑棒（仿生小梁多孔钛合金支撑棒和规则小梁多孔钛合金支撑棒），植入前按照丙酮、无水乙醇、蒸馏水的顺序各自超声清洗 10 分钟后干燥，高温高压灭菌备用。

将动物任取一侧股骨头采取液氮冷冻法建立羊早期股骨头坏死模型(参考本章第三节)。建模后 1 个月，A 组行单孔道髓芯减压治疗，B 组行规则小梁支撑棒治疗，C 组行仿生小梁支撑棒治疗。具体手术操作过程如下。

动物实施手术前 24 小时禁食、水。0.5ml 硫酸阿托品注射液（1mg：1ml）肌内注射抑制呼吸道黏液分泌，30 分钟后 0.1ml/kg 陆眠灵 II（30mg：1.5ml）肌内注射麻醉动物。麻醉生效后，用舌钳牵出动物舌头并固定，防止舌后缀引起窒息。右耳耳标号码标记动物，股骨大转子基底部术区剃毛，范围 25cm×25cm，术区常规消毒。

将动物麻醉后，侧卧位位于手术台上，常规铺单。过股骨大转子基底部后缘做弧形切口，长约 15cm，分离浅筋膜，向尾侧牵开臀肌，分离深筋膜。显露大转子基底部股肌附着点，用骨拨分离 1cm×1cm 区域，显露基底部骨皮质。前侧显露髋关节关节囊，注意不要破坏关节囊。直视下，从股骨大转子基底部钻入 2mm 克氏针，克氏针走行方向和股骨颈部一致。湿纱布牵起股肌，在股骨头颈部前侧放置一根克氏针，其走行和进针方向平行，末梢定位于股骨头中心，用于参照，防止克氏针走偏或者穿透股骨头关节面。克氏针钻入后，取下电钻，转动股骨，确定无摩擦感、摩擦音。便携式 X 线机透视验证克氏针放置位置。

验证克氏针位置置入合理后，使用直径 4mm 空心钻沿着克氏针走行方向钻孔，方向和深度与先前置入的克氏针走行一致。A 组钻孔后不做处理，行单一孔道髓芯减压；B 组置入规则小梁支撑棒，棒体顶端末梢位于股骨头内侧偏上位置，尾部和大转子基底部骨皮质平齐；C 组置入仿生小梁支撑棒，置入方法和规则小梁支撑棒相同。再次透视观察棒体植入方向和位置。

术毕，冲洗术野，逐层缝合切口。0.1ml/kg 肌内注射鹿醒宁Ⅱ（250mg：2ml）苏醒动物，安返羊舍。肌内注射头孢唑林钠 0.5g/ 支，2 次 / 日，连续使用 3 天，预防感染发生。术后，允许动物在羊舍内自由活动，活动范围 5m×10m，动物正常负重。

二、检查和检测

术后直至处死取材，各组动物无突然死亡、体重明显减轻、消瘦、久卧不起等现象。术后 1～2 周，动物跛行明显，后逐渐减轻，部分动物跛行一直持续。直至处死取材，A 组（髓芯减压组）跛行动物数量多于其余两组。

术后当天，A 组（髓芯减压组）动物实验侧股骨头正位 X 线片显示减压孔道清晰，术后 3 个月和 6 个月，减压孔道逐渐变得模糊（图 6-18A1～A3），髋关节间隙正常，无股骨头塌陷。术后 3 个月，有 1 例股骨头轮廓变扁平；术后 6 个月，有 3 例股骨头轮廓变扁平（图 6-18B）。B 组（规则小梁棒体支撑组）和 C 组（仿生小梁支撑棒组）术后当天，钛合金支撑棒边界清晰（图 6-18B1、C1），术后 3 个月和 6 个月，支撑棒和周边骨质界线变得模糊（图 6-18B2 和 B3、C2 和 C3）。观察期内，所有动物关节间隙清晰，无髋关节广泛累及、进展为髋关节炎症，无股骨颈部骨折发生。

B 组有 1 例实验侧股骨头发生支撑棒断裂，系手术操作过程失误，至术后 3 个月，股骨头变扁平，减压孔道仍然清晰（图 6-19C）；术后 6 个月，B 组和 C 组（图 6-19D）各有 1 例股骨头变得扁平，可能原因为支撑棒置入位置较低，未能起到有效的支撑作用。

两名放射科医师阅片后，对各组实验侧股骨头手术干预前后股骨头外形轮廓及坏死表现达成基本一致的结论，各组股骨头扁平现象统计如表 6-4。

表 6-4　各组实验侧股骨头扁平发生率

各　组	无扁平	扁平	合　计	扁平发生率（%）
A 组（髓芯减压组）	5	4	9	44.44
B 组（规则小梁支撑棒组）	7	2	9	22.22
C 组（仿生小梁支撑棒组）	8	1	9	11.11
合　计	20	7	27	25.93

对各组股骨头扁平发生率进行两两比较的 Fisher 确切概率法，结果如表 6-5。由于涉及多个样本率的比较，为保证检验假设中Ⅰ型错误 α 的概率不变，从新规定检验水准 α′：

$$\alpha' = \alpha/[(\kappa 2)+1]$$

式中，$(\kappa 2) = \kappa (\kappa-1)/2$，$\kappa$ 为样本率的个数，本例 $\kappa = 3$，故 α′ =0.05/[3×（3 − 1）/2+1]=0.012 5。三组组间比较的 P 值均大于 0.012 5，还不能认为各组治疗方法股骨头扁平发生率有统计学差异。

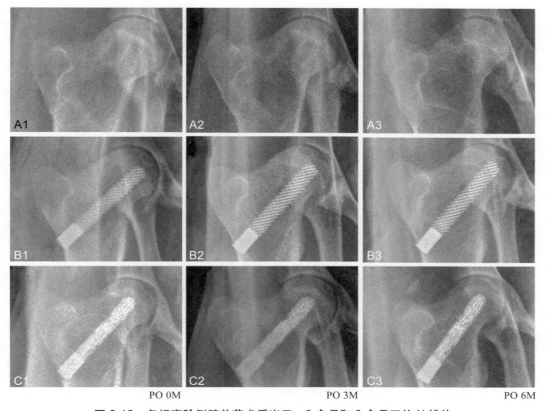

图 6-18　各组实验侧髋关节术后当天、3 个月和 6 个月正位 X 线片

A. 髓芯减压组；B. 规则小梁支撑棒治疗组；C. 仿生小梁支撑棒治疗组；A1、A2 和 A3 分别为 A 组术后当天、术后 3 个月和术后 6 个月；B1、B2 和 B3 分别为 B 组术后当天、术后 3 个月和术后 6 个月；C1、C2 和 C3 分别为 C 组术后当天、术后 3 个月和术后 6 个月

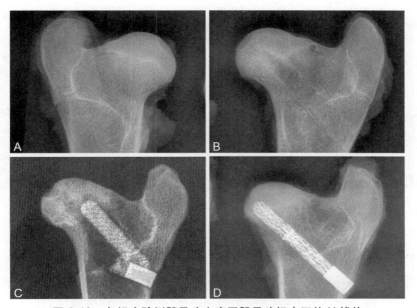

图 6-19　各组实验侧股骨头变扁平股骨头标本正位 X 线片

A. 正常侧；B. A 组（髓芯减压组）；C. B 组（规则小梁支撑棒组）；D. C 组（仿生小梁支撑棒组）

表 6-5　各组股骨头扁平发生率的两两比较

对比组	无扁平	扁平	合　计	P
A 组（髓芯减压组）	5	4	9	
B 组（规则小梁支撑棒组）	7	2	9	0.620
合　计	12	6	18	
A 组（髓芯减压组）	5	4	9	
C 组（仿生小梁支撑棒组）	8	1	9	0.294
合　计	13	5	18	
B 组（规则小梁支撑棒组）	7	2	9	
C 组（仿生小梁支撑棒组）	8	1	9	1.000
合　计	15	3	18	

　　各组标本无股骨头关节面明显缺损、股骨颈部骨折及股骨头塌陷现象。A 组（髓芯减压组）有 4 例股骨头变得扁平，其中 1 例发生在术后 3 个月，3 例发生在术后 6 个月；扁平股骨头关节面表面浑浊、色泽发黄（图 6-20B），无扁平股骨头和正常股骨头相似，关节面清亮、色泽发白（图 6-20A）。B 组（规则小梁支撑棒组）有 1 例发生棒体断裂，观察至 3 个月，已有轻度股骨头扁平，至 6 个月，股骨头关节面扁平明显。C 组（仿生小梁支撑棒组）有 1 例观察至术后 6 个月，股骨头明显扁平，可能原因为棒体植入位置偏低。

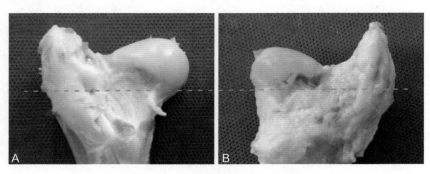

图 6-20　股骨头大体标本后侧观
A. 对照侧股骨头；B. 轮廓扁平股骨头。绿色虚线示股骨头下缘头颈交界处

　　Micr-CT 结果显示，术后 3 个月和 6 个月，A 组（髓芯减压组）实验侧股骨头髓芯减压孔道仍未闭合（图 6-21A1 和 A2 白色箭头示），且有的标本和液氮冷冻建模时制作的孔道（图 6-21A2 白色箭头示）相连通，体现出液氮冷冻后骨缺损的缓慢修复过程。术后 6 个月，

髓芯减压孔道直径较术后 3 个月有所减小。单从剖面影像来看，实验侧股骨头和实验一中正常股骨头比较，骨小梁仍然较薄、承重关节面也变薄。

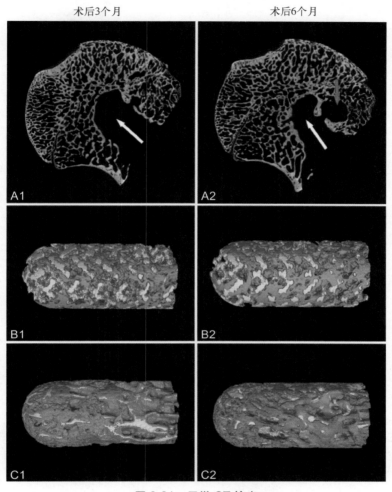

术后3个月　　　　　　　　　　　术后6个月

图 6-21　显微 CT 检查

A1 和 A2.A 组（髓芯减压组）实验侧股骨头冠状位剖面（A 组白色箭头示髓芯减压孔道、红色箭头示液氮冷冻孔道）；B1 和 B2.B 组（规则小梁支撑棒组）实验侧股骨头 ROI 3D 重建图像（图中银灰色为多孔钛合金材料，黄色为重建后的骨松质）；C1 和 C2.C 组（仿生小梁支撑棒组）实验侧股骨头 ROI 3D 重建图像（图中银灰色为多孔钛合金材料，黄色为重建后的骨松质）；A1 ～ C1. 术后 3 个月各组实验侧股骨头 micro-CT 检查；A2 ～ C2. 术后 6 个月各组实验侧股骨头 micro-CT 检查

　　术后 3 个月，新骨即开始长入多孔材料内部（图 6-21B1 ～ C1），规则小梁支撑棒内以周边长入为主，而仿生小梁支撑棒内为孔隙内均匀长入，而 A 组（髓芯减压组）孔道缺损的修复以周边骨小梁向中间靠拢为主，部分孔道内有较少的骨小梁桥接形成（图 6-21A1）。B 组（规则小梁支撑棒组）骨体积分数（BV/TV）为 $0.155 \pm 0.006\,4$，小于 C 组（仿生小梁支撑棒组）$0.206 \pm 0.009\,5$（LSD-t 检验，$n=3$，＊ $P < 0.05$），但两者均大于 A 组（髓芯减压组）$0.020 \pm 0.005\,8$（LSD-t 检验，$n=3$，＊ $P < 0.05$）（图 6-22 和图 6-23）。B 组和 C 组平均骨小梁厚度分别为 $0.087 \pm 0.011\,9$ 和 $0.089 \pm 0.008\,5$，两者相比，差异无统计

学意义（LSD-t 检验，n=3，＊P＞0.05），但两者均小于 A 组（LSD-t 检验，n=3，＊P＜0.05）（图 6-22，图 6-23）。

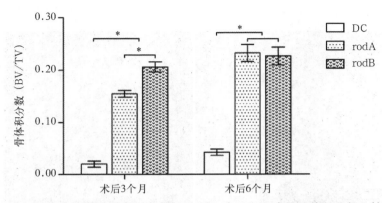

图 6-22　各组实验侧股骨头 ROI 术后 3 个月和 6 个月骨体积分数比较

DC. A 组（髓芯减压组）；rodA. B 组（规则小梁支撑棒组）；rodB. C 组（仿生小梁支撑棒组）；＊P＜0.05

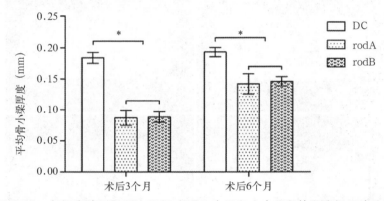

图 6-23　各组实验侧股骨头 ROI 术后 3 个月和 6 个月平均骨小梁厚度比较

DC. A 组（髓芯减压组）；rodA. B 组（规则小梁支撑棒组）；rodB. C 组（仿生小梁支撑棒组）；＊P＜0.05

术后 6 个月，B 组（规则小梁支撑棒组）骨小梁进一步长入多孔材料内部，其骨体积分数为 0.232±0.016 1，已经和 C 组（仿生小梁支撑棒组）0.226±0.016 6 相比，差异无统计学意义（LSD-t 检验，n=3，＊P＞0.05），但均仍大于 A 组（髓芯减压组）0.042±0.006 1（LSD-t 检验，n=3，＊P＜0.05）。平均骨小梁厚度方面，B 组为 0.142±0.016 2，C 组为 0.146±0.007 4，两者相比，差异无统计学意义（LSD-t 检验，n=3，＊P＞0.05），但均小于 A 组 0.193±0.007 4（LSD-t 检验，n=3，＊P＜0.05）（图 6-22 和图 6-23）。

组织学检查

术后 3 个月，A 组（髓芯减压组）髓芯减压孔道仍未闭合（图 6-24A 左黄色箭头示），部分标本孔道顶端有骨小梁桥接形成（图 6-24A 左蓝色箭头示），提示髓芯减压较大孔径孔道骨缺损的修复以四周向中心集中为主，减压孔道内充满纤维组织和脂肪组织（图 6-24A 右）。B 组（规则小梁支撑棒组）中，骨小梁沿着材料孔隙从支撑棒周边向中心长入（图 6-24B 左），周边各长入支撑棒的 1/4 左右，约 1.5cm，支撑棒靠近中线部位无骨长入，被纤维组织填充（图 6-24B 左）；靠近支撑棒周边，骨组织与金属结合较为紧密，而靠近支撑棒中线部位，骨组织与金属材料之间结合不是很好（图 6-24B 右蓝色箭头示），提示骨小梁从材料周边向中心部位缓慢长入的过程。C 组（仿生小梁支撑棒）中，骨组织早期即长入支撑棒内部，骨组织与金属材料结合良好（图 6-24C 右蓝色箭头示），且在仿生小梁较大的孔径内仍存在与骨松质小梁结构相似的髓腔结构（图 6-24C）。

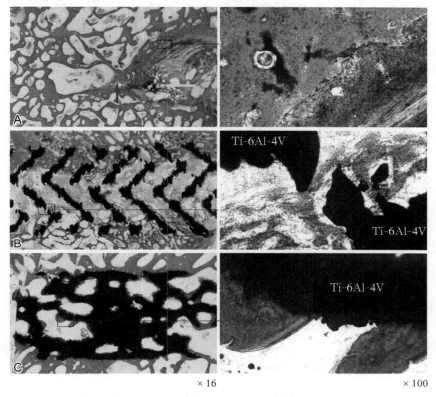

×16　　　　　　　　　　　　　　　　×100

图 6-24　各组实验侧标本术后 3 个月组织学检查（VG 染色）

A. A 组（髓芯减压组）（黄色箭头示髓芯减压孔道、蓝色箭头示新生桥接骨小梁）；B. B 组（规则小梁支撑棒组）（蓝色箭头示新生骨和金属材料之间的间隙、Ti-6Al-4V 表示多孔钛合金材料）；C. C 组（仿生小梁支撑棒组）（蓝色箭头示钛合金材料和骨之间的界面、Ti-6Al-4V 表示多孔钛合金材料）

　　术后 6 个月，A 组（髓芯减压孔组）髓芯减压孔道进一步减小（图 6-25 A 左黄色箭头示），孔道周边有新生的骨小梁不断由孔道周边向孔道中心长入（图 6-25 A 右），新生的骨小梁随后改建后被正常的骨小梁替代。B 组（规则小梁支撑棒组）部分材料中心区域已有骨组织长入，呈片区状分布，部分中心区域仍存在较大范围的纤维组织填充（图 6-25 B 左）；骨长入部分骨组织和金属材料结合较为紧密。C 组（仿生小梁支撑棒组）支撑棒末梢骨组织长入良好，形成较厚的骨小梁（图 6-25 C 左），骨小梁与材料结合良好（图 6-25 C 右），支撑棒体部新生骨较少，其疏松结构和周边骨松质骨质保持相似，这可能是与周边力学环境刺激有关。

三、力学检测

　　各组实验侧股骨头标本在万能力学试验机的竖直缓慢加载下，逐渐发生位移和变形，

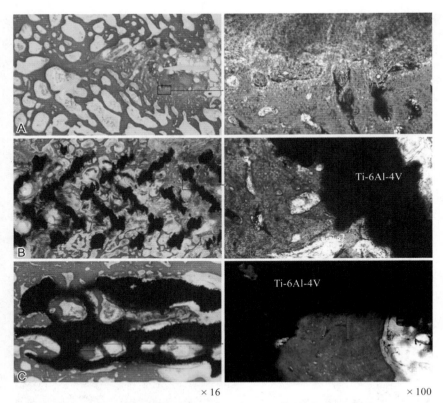

×16   ×100

图 6-25   各组实验侧标本术后 6 个月组织学检查（VG 染色）

A. A 组（髓芯减压组）（黄色箭头示髓芯减压孔道）；B. B 组（规则小梁支撑棒组）（蓝色箭头示钛合金材料和骨之间的界面、Ti-6Al-4V 表示多孔钛合金材料）；C. C 组（仿生小梁支撑棒组）（蓝色箭头示钛合金材料和骨之间的界面、Ti-6Al-4V 表示多孔钛合金材料）

A 组（髓芯减压组）曲线斜率较小（图 6-26 黑色曲线），B 组（规则小梁支撑棒组）和 C 组（仿生小梁支撑棒组）曲线斜率相仿（分别为绿色曲线和红色曲线）；三组标本曲线均在初始部位比较低平，但是已有载荷发生，视为曲线的一部分，实验过程中即表现为加压球窝探头和股骨头接触并初始加载、股骨头关节面压缩的过程，这个过程的位移有 0.4mm 左右，达到较小的拐角后，曲线开始平滑上升；三者达到顶点时的位移大小相仿，为 4.4mm 左右，达到顶点（即最大载荷）后，力学曲线急剧下降，实验过程即表现为股骨头颈部骨折的发生，随即力学试验机在预设的程序下停止加载（图 6-26）。

B 组（规则小梁支撑棒组）的最大载荷为 3751.75N±391.96N，小于 B 组 [C 组（仿生小梁支撑棒组）]4505.25N±443.86N（LSD-t 检验，n=3，* P < 0.05），两者均大于 A 组（髓芯减压组）2858.25N±512.91N（LSD-t 检验，n=3，* P < 0.05）（图 6-27）。标本的最大载荷值能在一定程度上反映坏死股骨头修复重建后的力学性能。

文献报道，髓芯减压法治疗早期股骨头坏死的有效率介于 40% ～ 80%，由于减压后缺乏有效的力学支撑，学者们多数主张采取自体的或者异体材料支撑治疗。带血管蒂或者不带血管蒂的自体骨移植存在手术过程复杂、并发症风险等弊端，故寻找一种有效率高、骨整合效果好、松动发生率低的金属材料或者生物材料成为目前的热点和难点。采取钽金属支撑棒治疗随访 2 年，有效率为 81.7%，随访 4 年有效率为 68.1%。我们分析其可能的

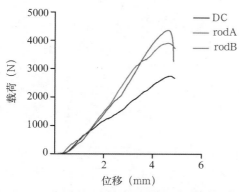

图 6-26　实验侧标本术后 6 个月载荷 - 位移曲线
DC. A 组（髓芯减压组）；rodA. B 组（规则小梁支撑棒组）；rodB. C 组（仿生小梁支撑棒组）

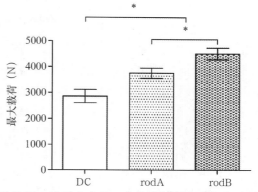

图 6-27　术后 6 个月，各组实验侧股骨头标本最大载荷值比较
DC. A 组（髓芯减压组）；rodA. B 组（规则小梁支撑棒组）；rodB. C 组（仿生小梁支撑棒组）；*$P < 0.05$

原因为弹性模量较为单一（通体 3.00GPa）、平均孔径相对较小（430μm）。本研究采取实验二所设计制备的两种类型羊用股骨头支撑棒治疗羊早期股骨头坏死，通过影像学、组织学及力学等检测验证其有效性。

本研究的观察期为术后 3 个月和术后 6 个月，截至术后 6 个月，3 个实验组均有股骨头扁平现象发生。单从数量上来看，A 组（髓芯减压组）股骨头扁平现象发生例数最多（4 例），B 组（规则小梁支撑棒组）次之（2 例），C 组（仿生小梁支撑棒组）最少（1 例），但是统计学比较未发现差异，可能与样本量过小、观察期相对较短有关。本研究共取 27 只小尾寒羊，三组中扁平股骨头发生个数较低（最低为 1），故需采取 Fisher 确切概率法行统计学比较。

棒体植入过程手术较为复杂，只有棒体位置放置合理才能对减压后的坏死股骨头起到支撑作用。理想的放置位置为，支撑棒半球状末梢位于股骨头内侧偏上的位置，此处为股骨头负重应力集中位置。我们通过前侧显露股骨头、钻孔路径旁边放置克氏针对照等方法提高手术成功率。规则小梁支撑棒相对较脆，且小梁周边突起比较多，易和股骨头内部骨松质小梁卡顿，放置较为困难，有棒体断裂的风险，本研究就有 1 例棒体发生断裂，棒体断裂后取出非常困难，视为实验失败。我们分析规则小梁支撑棒较脆的原因为采取钛合金粉末粒径较大（45 ～ 106μm），其小梁强度有所下降，后续的研究还需尝试采取 SLM 技术及小粒径钛合金（< 45μm）打印规则小梁。仿生小梁支撑棒强度较好，可以进行轻度敲击，放置过程相对较为容易。

我们通过 micro-CT 检查对照分析了三组减压孔道骨缺损修复情况，直至术后 6 个月，A 组（髓芯减压组）减压孔道仍然明显，骨长入量很少。多孔钛合金支撑棒治疗组均有新骨长入钛合金孔隙内，支撑棒与周边骨质融合较好，起到了支撑作用。金属材料行 micro-CT 检查，去除伪影一直是难题，VGStudio MAX 2.1 为德国 YXLON 公司开发的 micro-CT 分析软件，与其相对应的微米 X 线成像设备相配套。其医学分析模块包含有 BV/TV、BS/BV、TbTh、TbN、TbSp 等常用参数，较之常见的 Micro View 等软件，该软件包含有射线硬化校正功能，能够很好地去除金属材料的伪影，较为真实地反映 ROI 内相关骨参数，得到科学的对照分析。

　　髓芯减压治疗后，减压孔道的骨修复表现出一个缓慢的过程，直至手术干预后 6 个月，髓芯减压孔道仍未能完全闭合，可能与新生骨缺乏空间支撑有关。规则小梁在治疗羊早期股骨头坏死时，骨长入从支撑棒周边长入支撑棒中心，生长缓慢，且到术后 6 个月，支撑棒内有局域性的骨长入不佳，这与文献报道的钽金属支撑棒治疗人类早期股骨头坏死骨长入不佳现象相似。发生此种现象的原因可能与梁柱型的多孔空间结构有关，也有可能与材料的弹性模量有关，期待下一步的研究探讨。

　　仿生骨小梁支撑棒干预治疗后，干预早期（术后 3 个月）即出现良好的骨长入现象，表现为多数孔隙内有新生骨长入，我们分析其可能存在的原因为是仿生层壁状的结构更加有利于细胞的黏附和贴壁、或者是仿生小梁的弹性模量更加匹配。而这种早期的良好的骨整合能力正是我们寻求良好的骨替代材料必备的条件，其用于治疗早期股骨头坏死时，在术后早期即达到良好的骨整合，为患者及早下床活动打好基础。在观察期后期(术后 6 个月)，仿生小梁进一步和周边骨组织进行整合，表现为棒体末梢骨长入良好，而棒体体部骨长入较少，与周边骨松质小梁保持一致。

主要参考文献

[1] Conzemius Michael G, Brown Thomas D, Zhang Yongde, et al. A new animal model of femoral head osteonecrosis: one that progresses to human - like mechanical failure. Journal of orthopaedic research, 2002, 20: 303-309.

[2] Goetz Jessica E, Pedersen Douglas R, Robinson Duane A, et al. The apparent critical isotherm for cryoinsult-induced osteonecrotic lesions in emu femoral heads. Journal of biomechanics, 2008, 41: 2197-2205.

[3] Lee MS, Hsieh P-H, Chang Y-H, et al. Elevated intraosseous pressure in the intertrochanteric region is associated with poorer results in osteonecrosis of the femoral head treated by multiple drilling. Journal of Bone & Joint Surgery, British Volume, 2008, 90: 852-857.

[4] Levine B R, Sporer S, Poggie R A, et al. Experimental and clinical performance of porous tantalum in orthopedic surgery. Biomaterials, 2006, 27:4671-4681.

第7章
多孔钛合金支架表面仿生羟基磷灰石
涂层的生物学效应评价

第一节 研究背景简介

近几十年来，生物材料研究聚焦在提高材料设计特征方面，从而加速骨组织在材料植入早期的生长愈合。大量的研究表明，在人工材料表面制备羟基磷灰石（hydroxyapatite，HA）涂层被证明可提高材料的生物相容性及骨传导能力，HA 是骨组织中最主要的无机成分，具备良好的生物活性及骨传导性，常被用作内植物涂层。为提高多孔钛合金的生物活性、骨传导能力及诱导成骨能力，我们采用羟基磷灰石涂层对多孔钛合金进行修饰。常用的羟基磷灰石涂层制备方法包括物理沉积法和湿化学沉积法。从 20 世纪 80 年代早期，人们就开始使用物理沉积法对材料表面进行 HA 涂层的修饰。物理沉积法（等离子喷涂、脉冲激光蒸发等）沉积效率高，但其局限性在于在涂层制备过程中，无法将细胞外骨基质中在骨愈合中有重要作用的有机成分添至涂层中，同时较难在具备复杂 3D 结构的多孔材料表面制备均一的涂层。与此相反，湿化学法则可克服这一难题，在湿化学法方面，仿生涂层的制备方法在 20 世纪 90 年代至 21 世纪初得到了发展。但这些制备涂层方法的基础在于需要在材料表面进行 HA 接种或进行能够促进 HA 成核的功能基团的修饰，例如 Si–OH、Ti–OH、Zr–OH、Nb–OH、COOH、Ta–OH、SO_3H；经过前期处理后将材料浸入超饱和磷酸钙溶液中（例如离子浓度、温度、pH 与人体血浆几乎相同的模拟体液），浸泡完成后可在材料表面形成均一的涂层。仿生涂层的制备过程可以将一些具备生物功能的物质掺入涂层之中，例如蛋白、药物、骨形态发生蛋白、维生素、抗菌物质、DNA 等。得益于涂层整个制备过程的温和的反应条件，有机物质可以在涂层制备完成后保存一定的活性，这样利用此种方法就可以制备出更接近于天然骨组织的生物复合物。

海洋贻贝类生物可紧密贴附在潮湿表面之上，且几乎可贴附于所有无机物及有机物表面。研究发现，海洋贻贝类生物的这种特性与其分泌的 Mytilus *edulis* foot protein 5（Mefp-5）相关，这种蛋白富含多巴胺及赖氨酸，受此启发，Haeshin Lee 等发现多巴胺可在碱性溶液环境中在几乎所有材料表面发生聚合反应，并紧密贴附在材料表面，形成多聚多巴胺（polydopamine，pDA）涂层。且多聚多巴胺涂层富含多种活性基团，为进一步修饰材料表面提供了平台。经过不断的研究，多聚多巴胺涂层在抗菌、载药等多种生物医学研究领域的用途不断被拓展，其广泛的适用性及操作的简单性是其不断引起人们注意的主要原因。尤其值得注意的是，有研究证实 pDA 涂层中丰富的儿茶酚基团可促使羟基磷灰石在其表面成核沉积。

我们利用 pDA 涂层修饰多孔钛合金表面，进而在 pDA 涂层的辅助下在多孔钛合金表面制备 HA 涂层，并对所制备支架进行体内外生物学评价。

第二节   多孔钛合金支架表面仿生羟基磷灰石涂层制备与表征

一、多孔钛合金支架表面 HA 涂层的制备

1. 制备反应溶液：利用去离子水配制 10mM 的 Tris 缓冲液，pH 为 8.5。利用上述 Tris 缓冲液配制多巴胺溶液，多巴胺溶液浓度为 2mg/ml。

2. 制备多聚多巴胺涂层：将多孔钛合金支架（pTi）放置于反应溶液中，在 25℃ 避光条件下反应 16 小时。反应结束后将多孔钛合金取出，在摇床上利用去离子水清洗多孔钛合金每次 5 分钟，共 3 次，将未结合的残余多巴胺去除，而后利用氮气干燥反应后的多聚多巴胺涂层多孔钛合金（pDA-pTi）。

3. 配制 1.5 倍模拟体液（1.5×SBF）

（1）在塑料烧杯中先加入 700ml 去离子水，将溶液在搅拌条件下加热至 36.5℃ ±1.5℃。

（2）按顺序加入以下物质：$NaCl$、$NaHCO_3$、KCl、$K_2HPO_4 \cdot 3H_2O$、$MgCl_2 \cdot 6H_2O$、1.0M HCl、$CaCl_2$、Na_2SO_4（禁止一次性加入多种试剂，每次只加入 1 种试剂，且待上种试剂溶解彻底后再加入下一种试剂）。在温度控制为 36.5℃ ±1.5℃ 的条件下将上述 8 种试剂溶解完后，观察溶液量，若溶液不足 900ml，添加去离子水将溶液加至 900ml。

（3）在溶液中置入 pH 计，测定溶液 pH，此时溶液的 pH 应在 2.0±1.0 范围内。在溶液温度控制在 35 ~ 38℃ 的条件下（最好在 36.5℃ ±0.5℃），开始向溶液中加入 Tris，每次少量加入，并密切观察溶液 pH 的变化，在溶液 pH 增至 7.30±0.05 时，保证溶液温度在 36.5℃ ±0.5℃（注意：不能一次性加入大量 Tris，因为可能造成局部溶液的酸碱度变化较大，导致磷酸钙的析出）。如果溶液温度不在 36.5℃ ±0.5℃ 范围内，则应当在将溶液 pH 调至 7.30±0.05 时，停止加入 Tris，使溶液温度恢复至 36.5℃ ±0.5℃；考虑到溶液 pH 会随着溶液温度的增加而减小，在溶液温度为 36.5℃ ±0.5℃ 时，溶液 pH 不应超过 7.45；在溶液温度在 36.5℃ ±1.5℃ 范围内时，溶液温度每升高 1℃，溶液 pH 减低 0.05，在保证溶液温度控制在 36.5℃ ±0.5℃ 范围内情况下，加入 Tris 使溶液 pH 增至 ≤ 7.45。当溶液 pH 上升至 7.45±0.01 时，停止加入 Tris，然后开始利用 1.0M HCl 将溶液 pH 调低至 7.42±0.01，而后重新向溶液中继续加入剩余的 Tris，将溶液 pH 调至 ≤ 7.45，若 Tris 仍有剩余，则重复上述步骤，直至所有 Tris 完全溶解，同时保证溶液最终 pH 在 7.42 ~ 7.45。

（4）待 Tris 完全溶解后，调整溶液温度至 36.5℃ ±0.2℃，同时利用 1.0M HCl 使溶液 pH 在 7.42±0.01。然后在溶液温度变化 < 0.1℃/min 的条件下，精确调整溶液温度至 36.5℃，pH 7.40。移除 pH 计，利用去离子水冲洗 pH 计电极，清洗液收集至溶液中。将溶液转至塑料瓶中保存，利用去离子水清洗烧杯数次，收集清洗液。

（5）在溶液温度降至 20℃ 时，溶液定容至 1000ml。将配制完成的 SBF 溶液保存在

5 ～ 10℃ 条件下。

4. 将多孔钛合金及多聚多巴胺涂层修饰后的多孔钛合金垂直放置于 SBF 溶液中，放置于 37℃ 恒温箱，对于每个体外试验用支架使用 15ml SBF 溶液，每个体内试验用支架使用 50ml SBF 溶液。每天更换 SBF 溶液。浸泡 2 周后取出支架，利用去离子水清洗支架，每次 5 分钟，共 3 次。而后利用氮气干燥支架。

二、多孔钛合金支架修饰前后表面特性的检测

1. 多孔钛合金支架表面扫描电镜及元素分析　　利用 E-1010 喷金装置对单纯多孔钛合金（pTi）、多聚多巴胺涂层修饰后的多孔钛合金（pDA-pTi）及 HA 涂层修饰的多孔钛合金（HA/pDA-pTi）进行喷金（铂 Pt）处理，为验证多聚多巴胺涂层和 HA 涂层对钛合金内部表面的修饰情况，利用电锯从多孔钛合金中间将多聚多巴胺涂层修饰的多孔钛合金及 HA 涂层修饰的多孔钛合金横切，并对横断面进行喷金处理。利用扫描电镜观察多孔钛合金样本表面形态，并利用 X 射线能谱仪对样本表面元素进行分析。

利用扫描电镜对样本表面进行观察，经过 pDA 修饰后的多孔钛合金经过 2 周的浸泡，可见 HA 明显覆盖在材料表面（图 7-1A 和 C）而未经过多聚多巴胺涂层修饰的单纯多孔钛合金支架表面几乎没有 HA 沉积（图 7-1B 和 D）。可见多聚多巴胺修饰对于后续的 HA 沉积起到重要作用。

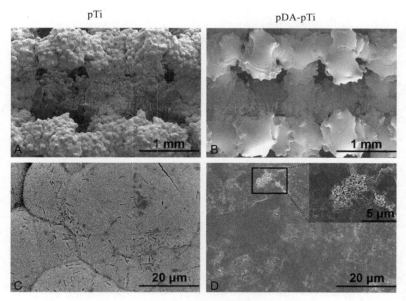

图 7-1　扫描电镜图片

同时进一步对修饰前后材料进行分析，扫描电镜图像显示多聚多巴胺涂层修饰后的多孔钛合金表面形态与单纯多孔钛合金表面形态无明显不同（图 7-2 A1 和 A2，B1 和 B2，C1 和 C2）；但利用 X 射线能谱仪对多孔钛合金支架表面及支架横截面进行元素分析可见相较于单纯多孔钛合金支架，被多聚多巴胺涂层修饰后的多孔钛合金支架表面元素明显出现 C、N 元素（图 7-2G）；另一方面，多孔钛合金经过 2 周的 SBF 溶液浸泡处理后，利用扫描电镜进行观察可见，经过多聚多巴胺涂层修饰的多孔钛合金支架表面完全被 HA 涂层覆

盖（图 7-2 D1 和 D2），且将支架从中间处横切后，可见在多孔钛合金支架内部也被均一的 HA 涂层所覆盖（图 7-2 E1 和 E2），能谱分析结果显示 HA 支架外表面及横截面的元素中出现 Ca、P 元素（图 7-2 F～H），且 Ca/P=1.66 与 HA 的理论 Ca/P 几乎相同（1.67）。通

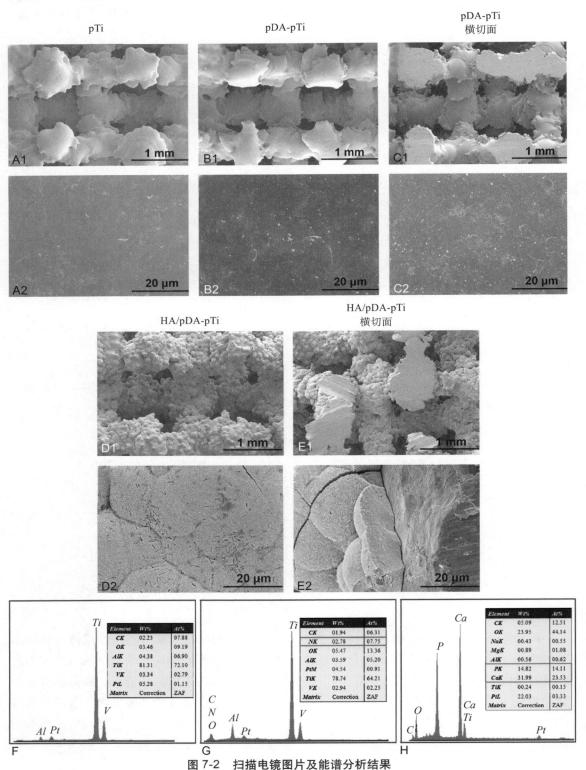

图 7-2　扫描电镜图片及能谱分析结果

过扫描电镜及能谱分析可知，多聚多巴胺涂层成功对多孔钛合金支架进行修饰并且成功辅助 HA 在多孔钛合金支架表面沉积，包括多孔钛合金支架内部。

2. 表面粗糙度及接触角测定　为检测多孔钛合金修饰前后亲水性的变化，利用接触角测定仪（Dataphysics，Germany）对不同多孔钛合金支架进行检测，具体步骤为：在离样品表面 5cm 的位置将 $10\mu l$ 去离子水滴至支架表面，通过 SCA20 软件记录水滴形态并计算接触角。利用激光共聚焦显微镜（OLS4000，Japan）对不同支架表面粗糙度进行测定。

接触角测定结果显示，单纯 pTi 支架接触角为 $70.13°\pm3.83°$，多聚多巴胺修饰后接触角下降（$64.13°\pm1.419°$），但是与单纯 pTi 支架相比，差异无统计学意义（$P >0.05$，图 7-3D），HA/pDA-pTi 支架的接触角明显下降（$12.5°\pm1.45°$），与单纯 pTi 支架和 pDA-pTi 支架的接触角都有统计学差异（$P < 0.05$，图 7-3D）。支架表面粗糙度的测定结果显示，单纯 pTi 支架的 Ra 值为 $0.082\mu m\pm0.008\,065\mu m$，经多聚多巴胺修饰后，pDA-pTi 支架的 Ra 值明显升高（$0.1240\mu m\pm0.008\,922\mu m$），与单纯 pTi 支架的 Ra 值有明显差异（$P < 0.05$，图 7-3H），而 HA/pDA-pTi 支架的表面粗糙度则进一步增加（$1.652\mu m\pm0.210\,2\mu m$），与单纯 pTi 支架和 pDA-pTi 支架差异具有统计学意义（$P < 0.05$，图 7-3H）。

三、讨论

本实验利用多巴胺溶液对多孔钛合金进行表面修饰，修饰的关键在于不仅能够修饰多孔钛合金的外表面，同时也能够有效地修饰多孔钛合金内部，而正是均匀的液体反应环境加上合适的孔径使修饰能够达到实验前所期望的状态，通过扫描电镜观察到多孔钛合金外部及内部的表面形态在修饰前后未有明显的变化（图 7-2），但是 X 射线能谱仪结果显示，通过多巴胺溶液修饰后的多孔钛合金其外表面和内部表面元素含量发生了变化，其中出现了 C、N 元素（图 7-2），表明多聚多巴胺涂层成功在多孔钛合金内外表面制备。反应时间的选择是根据相关文献的研究所得，根据文献报道，多聚多巴胺涂层的厚度会随着反应时间的延长而增厚，同时，多聚多巴胺涂层的厚度对于后期 HA 的析出也很重要，反应时间过短会导致 HA 析出减少。多聚多巴胺涂层制备完成后，进一步制备 HA 涂层。选择 $1.5\times$SBF 溶液作为反应溶液，浸泡溶液的量的选择根据文献报道：$V=S/10$（V 为溶液体积，单位 ml，S 为材料表面积，单位 mm^2），反应时间为 2 周。反应时间的选择依据两个方面：①文献报道；②根据前期实验结果。实验结果表明，多聚多巴胺涂层修饰后的多孔钛合金在浸泡 SBF 溶液 2 周后，扫描电镜可见多孔钛合金内外表面形态发生明显改变，均一的 HA 附着在材料表面（图 7-2），进一步使用 X 射线能谱仪对涂层进行检测可见制备的涂层 Ca/P 比为 1.66，几乎与 HA 的理论 Ca/P 比相同（1.67）；与之相反的是，将单纯多孔钛合金在相同条件下浸泡 SBF 溶液 2 周后，扫描电镜检测发现在材料表面几乎没有 HA 沉积（图 7-1）。以上实验结果表明，利用特定 pH 和浓度的多巴胺溶液可以对多孔钛合金的内外表面进行有效地修饰，同时经过前期的多聚多巴胺涂层的修饰可以使 HA 成功在多孔钛合金内外表面均一地沉积。

已有的研究表明材料本身的特性，例如亲水性及粗糙度对于细胞比较重要，增加材料的亲水性有利于细胞在材料表面的贴附，一定的表面粗糙度有利于细胞的贴附和分化。通过对多孔钛合金的一系列修饰可见，HA 涂层使材料的接触角显著下降（图 7-3），表明材料的亲水性明显提高，并且粗糙度检测结果表明，HA 涂层使材料表面的粗糙度明显增高（图 7-3）。

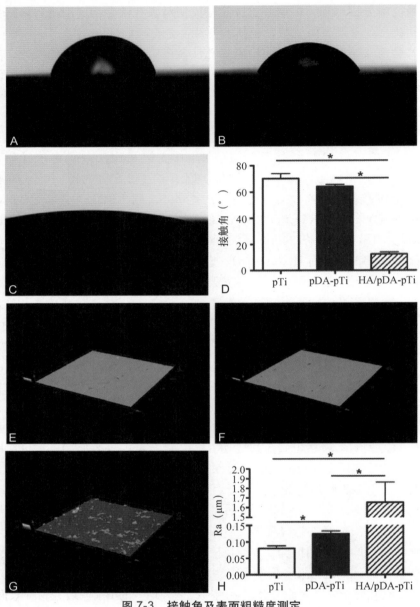

图 7-3　接触角及表面粗糙度测定

第三节　体外细胞学及分子生物学评价

一、MC3T3–E1 细胞培养、传代及接种

（一）细胞培养、传代

MC3T3-E1 细胞系由骨科实验室提供，完全培养液为 α-MEM 培养基，加入 10% 的胎牛血清、青霉素 100U/ml，链霉素 100μg/ml。培养液每 2 天更换 1 次。当细胞融合至 80%～90% 时，弃去培养液，使用 PBS 缓冲液清洗残留培养液，使用含有 0.25% EDTA

的 0.2% 胰蛋白酶在培养箱中消化细胞 1 分钟后，利用完全培养基中和胰蛋白酶，然后使用滴管轻轻吹打培养瓶的瓶壁使细胞脱落，收集细胞悬液至 15ml 离心管中，利用离心机行 1000r/min 离心 8 分钟后可见离心管底部的细胞沉淀，弃去离心管中的上清液，向离心管中加入完全培养基吹打细胞沉淀，制备单细胞悬液，以 1 ∶ 3 比例传代。

（二）细胞接种

待 MC3T3-E1 细胞融合至 80% ～ 90% 时，弃去培养液，使用 PBS 缓冲液清洗残留培养液，使用含有 0.25% EDTA 的 0.2% 胰蛋白酶在培养箱中消化细胞 1 分钟后，利用完全培养基中和胰蛋白酶，而后使用滴管轻轻吹打培养瓶的瓶壁使细胞脱落，收集细胞悬液至 15ml 离心管中，利用离心机在 1000r/min 离心 8 分钟后可见离心管底部的细胞沉淀，弃去离心管中的上清液，向离心管中加入完全培养基吹打细胞沉淀，制备单细胞悬液，取 10μl 细胞悬液滴至细胞计数板上计数。以 5×10^4 每个支架的密度接种细胞于 24 孔板中支架上。接种后的第 1 天将支架取出换至新孔中培养，培养液每 2 天更换 1 次。

二、MC3T3–E1 细胞增殖检测

1. 利用 CCK-8 试剂盒检测 MC3T3-E1 细胞在不同支架上（pTi 支架及多孔 HA/pDA-pTi 支架）的增殖情况，在细胞接种后第 1、4、7 天，弃去 24 孔板中的培养基，然后在每个孔中加入 800μl 无血清培养基，并加入 80μl CCK-8 溶液。

2. 将上述培养板放置于细胞培养箱中反应 2 小时。

3. 反应完成后，可见 24 孔板中液体颜色由原来的红色变为黄色，将 24 孔板中液体吸出 100μl 加至 96 孔板中，利用酶标仪测定液体吸光度（波长为 450nm）。

CCK-8 检测结果显示，HA/pDA-pTi 组和 pTi 组的吸光度随着细胞接种时间的增长都有明显增加（图 7-4）。在细胞接种后第 1 天，HA/pDA-pTi 组和 pTi 组间吸光度比较后，未见统计学差异（$P > 0.05$，图 7-4），但在细胞接种后第 4 天，HA/pDA-pTi 组吸光度明显高于 pTi 组（$P < 0.05$，图 7-4），在第 7 天可观察到类似的结果（$P < 0.05$，图 7-4）。

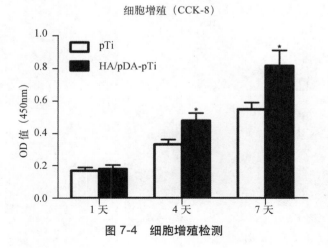

图 7-4　细胞增殖检测

三、MC3T3-E1 细胞形态检测

（一）扫描电镜检测细胞形态

待细胞接种后第 4 天，将 24 孔板中的支架取出，利用 PBS 缓冲液清洗支架，每次 5 分钟，共 3 次；而后利用 2.5% 戊二醛固定液在 4℃ 条件下对支架进行固定（过夜）；固定完成后，使用梯度乙醇进行脱水（30%，50%，70%，90%，95%，100%，100% 各 10 分钟）；脱水完成后，临界点干燥支架，并喷铂以增加标本的导电性。利用扫描电镜对样本进行观察。

扫描电镜图像可见，细胞接种后可均匀分布在支架表面，包括在支架内部表面（白色箭头，图 7-5A、C），且 HA/pDA-pTi 组支架上细胞相较于 pTi 组分布更为密集，放大后图像显示，HA/pDA-pTi 组支架上细胞板状伪足相较于 pTi 组更多（黑色箭头，图 7-5B、D）。

（二）激光共聚焦显微镜检测细胞形态

细胞接种后第 2 天，将 24 孔板中的支架取出，利用 PBS 缓冲液清洗支架，每次 5 分钟，共 3 次，而后在室温下利用 37℃ 预热的 4% 多聚甲醛固定液固定 15 分钟；利用 PBS 缓冲液在摇床上清洗支架，去除残留多聚甲醛固定液，每次 5 分钟，共 3 次；在室温条件下利用 0.1% 的 TritonX-100 对细胞打孔 15 分钟；利用 PBS 缓冲液在摇床上清洗支架去除残留的 TritonX-100，每次 5 分钟，共 3 次；在室温条件下利用山羊血清进行封闭，反应 30 分钟；封闭完成后，加入抗黏着斑蛋白（Vinculin）一抗（1:200，兔抗小鼠，abcam），在 4℃ 条件下孵育过夜；利用 PBS 缓冲液在摇床上清洗支架，去除残留的一抗，每次 5 分钟，共 3 次；在避光条件下加入 FITC 标记的荧光二抗（1:50，羊抗兔），室温下孵育 2 小时；在避光条件下利用 PBS 缓冲液在摇床上清洗支架，去除残留的荧光二抗，每次 5 分钟，共

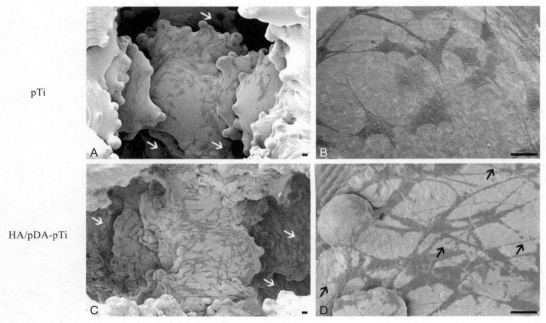

图 7-5 细胞扫描电镜图片

3 次；在避光室温条件下加入罗丹明标记的鬼笔环肽（100nM），孵育 30 分钟以标记细胞 F-actin（微丝），孵育完成后；在避光条件下利用 PBS 缓冲液在摇床上清洗支架，去除残留的罗丹明标记的鬼笔环肽，每次 5 分钟，共 3 次；在避光条件下，加入 DAPI（100nM），孵育 5 分钟以标记细胞核；在避光条件下利用 PBS 缓冲液在摇床上清洗支架，去除残留的 DAPI，每次 5 分钟，共 3 次；利用激光共聚焦显微镜观察 Vinculin 表达及细胞形态，并采集图像。利用 Image Pro Plus 6.0 软件分析 Vinculin 荧光强度及细胞面积和细胞核之比（CN ratio）。

激光共聚焦显微镜图像显示，HA/pDA-pTi 组支架上细胞黏着斑蛋白表达较高（图 7-6A），并且 HA/pDA-pTi 组细胞的黏着斑蛋白在胞质内和细胞边缘都有较好的表达（图 7-6A），使用 IMAGE PRO PLUS 6.0 软件分析后可知 HA/pDA-pTi 组黏着斑蛋白荧光强度为 11.58 ± 1.845，而 pTi 组为 5.906 ± 1.037，两者统计学上有明显差异（图 7-6 C，$P < 0.05$）。且荧光图片显示 HA/pDA-pTi 组支架上细胞相较于 pTi 组支架上细胞伸展更好（图 7-6A），利用 IMAGE PRO PLUS 6.0 软件计算细胞总面积 / 细胞核面积（CN 比）后可知，HA/pDA-pTi 组和 pTi 组间具有明显差异（图 7-6B，24.53 ± 3.994 vs 12.04 ± 2.276，$P < 0.05$）。

四、MC3T3–E1 细胞成骨分化检测

利用实时定量 RT-PCR 对细胞成骨分化进行分析，包括碱性磷酸酶（ALP）、核心结合蛋白因子 2（Runx2）、骨钙素（OCN）、骨桥蛋白（OPN）和 I 型胶原（Col-1）。实时定量 RT-PCR 结果显示，碱性磷酸酶（ALP）、核心结合蛋白因子 2（Runx2）和 I 型胶原（Col-1）的基因表达水平在成骨诱导第 7 天和第 14 天时，HA/pDA-pTi 组都明显高于 pTi 组（图 7-7，$P < 0.05$）。骨钙素（OCN）和骨桥蛋白（OPN）的基因表达水平在成骨诱导第 7 天时，HA/pDA-pTi 组和 pTi 组间无明显区别（图 7-7，$P > 0.05$），而在第 14 天 HA/pDA-pTi 组明显高于 pTi 组（图 7-7，$P < 0.05$）。

五、讨论

细胞黏附、增殖、分化对于骨缺损修复极为重要，在细胞接种过程中首先接触的就是材料的表面，因此材料表面对于细胞的黏附、增殖、分化有着重要影响。已有的研究发现细胞与材料的接触反应与材料的表面形貌、孔隙率、化学及元素构成、溶解行为、表面宏观及微观结构相关。HA 是天然骨组织中无机物的最主要的构成成分，许多研究表明 HA 涂层可以促进细胞的黏附、增殖及成骨分化，但其中的具体机制尚不十分明确。有研究认为涂层所产生的离子产物可以促进成骨细胞的反应，即使是较低浓度的 Ca^{2+} 也可以促进小鼠原代成骨细胞的碱性磷酸酶活性及骨钙素的基因表达。因此近年来，不断有学者对植入物进行表面修饰，使植入物具备更好的细胞黏附、细胞增殖及促进成骨分化的能力。

将 MC3T3-E1 细胞系分别接种于所构建的两种支架上，在体外研究支架的细胞生物相容性及体外成骨诱导能力。在细胞增殖方面，利用 CCK-8 试剂盒检测可见，在细胞接种后的第 1 天，pTi 支架和多孔 HA/pDA-pTi 支架两组间未见明显差别（$P > 0.05$），但在细胞接种后第 4 天，多孔 HA/pDA-pTi 支架组的吸光度明显高于 pTi 支架组（$P < 0.05$），在

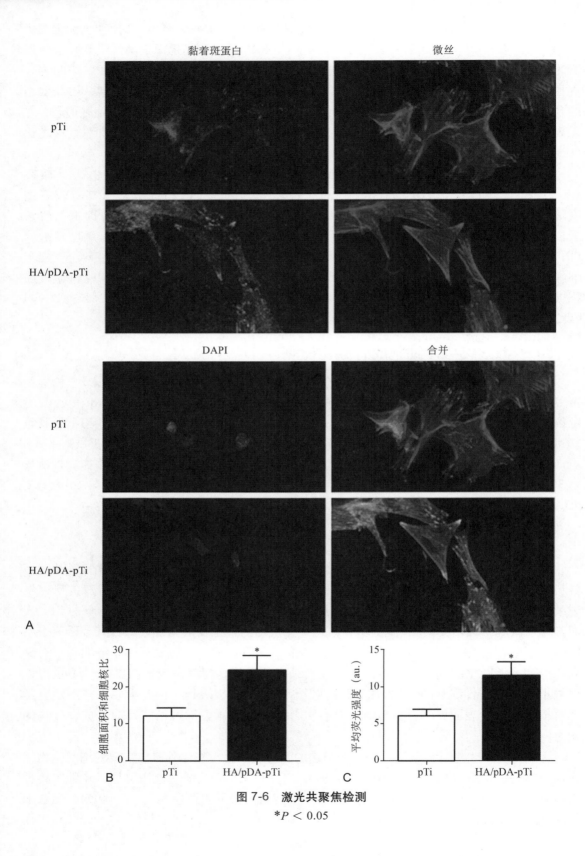

图 7-6　激光共聚焦检测

*P < 0.05

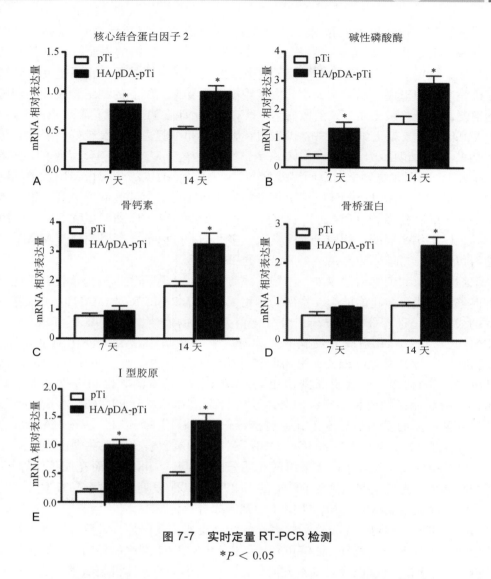

图 7-7　实时定量 RT-PCR 检测

$*P < 0.05$

第 7 天可观察到类似的结果（$P < 0.05$），表明 HA/pDA-pTi 支架相较于 pTi 支架更能促进 MC3T3-E1 细胞的增殖。

　　已有的研究表明材料本身的特性，例如亲水性及粗糙度对于细胞比较重要，增加材料的亲水性有利于细胞在材料表面的黏附，一定的表面粗糙度对于细胞的黏附和分化具有促进作用。本实验中所构建的 HA 涂层明显增加了多孔钛合金支架的亲水性，且支架表面粗糙度明显增加。为进一步观察 MC3T3-E1 细胞在不同支架的情况，本实验使用扫描电镜和激光共聚焦显微镜观察 MC3T3-E1 细胞的形态及黏附情况。细胞黏附是后续细胞反应的基础，已有的研究表明细胞黏附在细胞增殖、迁移和分化中扮演着重要的角色。扫描电镜图像可见，细胞接种后可均匀地分布在 pTi 和 HA/pDA-pTi 支架表面，包括在支架内部表面，且 HA/pDA-pTi 支架上细胞相较于 pTi 组分布更为密集，高倍电镜图像显示，HA/pDA-pTi 支架上细胞组板状伪足相较于 pTi 组更多，表明 MC3T3-E1 细胞在 HA/pDA-pTi 支架上黏附得更好，更利于细胞的生长和迁移。黏着斑起着联系细胞骨架与细胞外基质或生物材料的作用，可调控细胞黏附及细胞迁移。黏着斑蛋白（Vinculin）是黏着斑中重要的组成部分，其促进 F-actin 和整合素之间相互作用。已知材料的表面特性可影响细胞黏着斑的形成，例如 Seo CH 等发现相较于较平滑的表面而言，具备一定粗糙度的微结构表面可促进黏着斑的形成。利用共聚焦显微镜观察不同支架上细胞的细胞骨架及黏着斑蛋白的表达情况；激光共聚焦显微镜图像显示，HA/pDA-pTi 支架上细胞黏着斑蛋白表达较高，并且 HA/pDA-pTi 支架上细胞的黏着斑蛋白在胞质内和细胞边缘都有较好的表达，统计分析后可知多孔 HA/pDA-pTi 支架组黏着斑蛋白荧光强度为 11.58 ± 1.845，而 pTi 支架组为 5.906 ± 1.037，两者在统计学上有明显差异（$P < 0.05$）。且共聚焦显微镜图片上细胞骨架染色结果可见多孔 HA/pDA-pTi 支架上细胞相较于 pTi 支架上细胞伸展更好，进一步计算细胞总面积 / 细胞核面积（CN 比）后可知，多孔 HA/pDA-pTi 支架组和 pTi 支架组间有明显差异。以上结果表明，相较于 pTi 支架，多孔 HA/pDA-pTi 支架更利于 MC3T3-E1 细胞的黏附和迁移，与前述的电镜结果及已有的研究一致。

　　除了细胞黏附和细胞增殖以外，细胞的成骨分化对于骨再生也极为重要，因此支架应该具备促进细胞成骨分化的能力，本实验利用实时定量 RT-PCR 对 MC3T3-E1 细胞在不同支架上的成骨分化进行分析，分析成骨分化相关基因的表达，包括 ALP、Runx2、OCN、OPN 和 I 型胶原，ALP 是成骨细胞的主要标志物，被认为是成骨分化的早期标志物，Runx2 和骨与软骨的发育等相关，参与调控骨组织形成及改建的一些细胞，如成骨细胞，OCN 与骨组织的代谢、改建更新密切相关，OPN 在骨基质的矿化和吸收过程中有着重要作用，I 型胶原是构成骨组织细胞外基质的骨架。实时定量 RT-PCR 结果显示，ALP、Runx2 和 I 型胶原的基因表达水平在成骨诱导第 7 天和第 14 天时，多孔 HA/pDA-pTi 支架组都明显高于 pTi 支架组（$P < 0.05$）。OCN 和 OPN 的基因表达水平在成骨诱导第 7 天时，多孔 HA/pDA-pTi 支架组和 pTi 支架组间无明显区别（$P > 0.05$），而在成骨诱导第 14 天多孔 HA/pDA-pTi 支架组明显高于 pTi 支架组（$P < 0.05$）。表明与单纯 pTi 支架相比，多孔 HA/pDA-pTi 支架能够促进 MC3T3-E1 细胞的成骨分化。

　　总结以上可知，通过 HA 修饰后的多孔钛合金支架，在体外具备更好的细胞生物相容性及诱导细胞成骨分化的能力。能够更好地促进 MC3T3-E1 细胞的黏附、迁移及增殖，且可以促进 MC3T3-E1 细胞向成骨细胞方向分化，但是其中的具体机制尚不清楚。

第四节　动物体内生物学效应评价

一、动物手术

1. 所有实验用器械经过高温高压灭菌（121 ℃，15 分钟，$1.05kg/cm^2$）。

2. 选用体重为 $2.5 \sim 3.5kg$ 的新西兰大白兔。

3. 使用陆眠灵 II 肌内注射联合 3% 戊巴比妥钠耳缘静脉注射麻醉，待麻醉完全后使用剃毛器将术区备皮，将兔固定在手术台，而后使用安尔碘对术区进行消毒，铺洞巾。

4. 在兔的股骨外侧髁部位利用骨钻构建直径 5 mm、深 10mm 的圆柱状缺损。

5. 分别将 pTi 组和 HA/pDA-pTi 组支架植入缺损中。

二、Micro–CT 检测

1. 分别于支架植入动物体内后的第 4 周和第 12 周，将动物处死（过量麻醉）后取出股骨，使用 80% 乙醇固定液对股骨进行固定。

2. 充分固定后，修标本至合适大小。使用微米 X 线三维成像系统（Y.Cheetah，Germany）对标本进行扫描，扫描电压 90kV，扫描电流 50μA，投射数 450，扫描分辨率为 17μm。

3. 扫描完成后利用 VGSstudio 软件进行三维重建，将 450 个投射影像重建成为 12 位的 TIF 影像，并划定支架范围为感兴趣区域（AOI），定量分析支架内新生骨组织占整个感兴趣区域的比例（BV/TV）。

Micro-CT 结果显示，随着支架植入动物体内时间的延长，pTi 组和 HA/pDA-pTi 组支架内骨组织所占百分比（BV/TV）都增加（图 7-8）。此外在支架植入动物第 4 周时，HA/pDA-pTi 组支架内骨组织所占百分比（BV/TV）明显高于 pTi 组（图 7-8，$P < 0.05$），且在第 12 周时，也能观察到相同的结果（图 7-8，$P < 0.05$）。

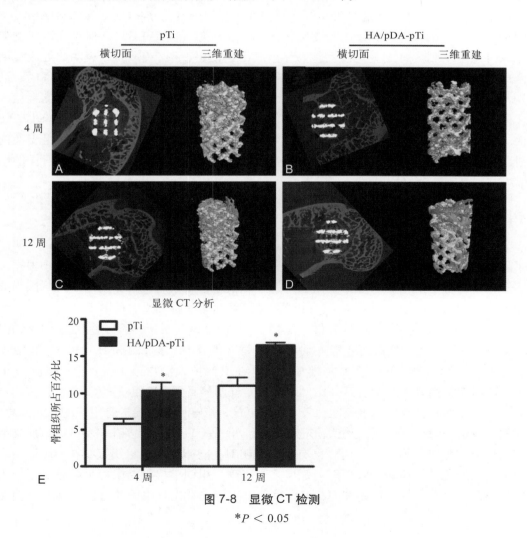

图 7-8　显微 CT 检测

*$P < 0.05$

三、Van-Gieson 染色检测

1. 将组织切片放置于金属染色架中，而后利用超声洗涤机清洗组织切片 3 分钟后，利用流水冲洗组织切片；利用 0.1% 甲酸溶液浸泡组织切片 3 分钟；取出组织切片，流水冲洗 3 分钟，去除残留的甲酸溶液；利用 20% 甲醇浸泡组织切片 2 小时；取出组织切片，流水冲洗 3 分钟，去除残留的甲醇溶液；利用 60℃ 预热的 Stevenel's Blue 染液，在 60℃ 条件下浸泡组织切片 3 分钟；取出组织切片，使用 60℃ 预热的蒸馏水漂洗组织切片，去除残留的 Stevenel's Blue 染液；常温下利用苦味酸品红染液浸泡组织切片 15 分钟；取出组织切片，利用无水乙醇清洗组织切片，去除未结合的苦味酸品红，而后使用滤纸将组织切片擦干。

2. 利用光学显微镜（Leica LA Microsystems，Bensheim，Germany）观察并拍摄组织切片图片，使用 Image Pro Plus 6.0 软件分析支架内骨量。

组织学检测结果可见骨组织着红色，黑色为支架，在第 4 周时，支架内新生骨组织的骨小梁相较于第 12 周时更细且不规则，HA/pDA-pTi 组和 pTi 组都可观察到这种现象。观察 pTi 组组织学切片可见，第 4 周时支架和新生骨组织之间存在明显缝隙（图 7-9 A3），且在第 12 周时仍然可见骨组织和支架之间存在明显缝隙（图 7-9 C3）。观察 HA/pDA-pTi 组织切片可见，第 4 周时骨组织和支架之间也存在缝隙（图 7-9 B3），但是在面对支架的骨组织外缘可见到成骨细胞呈线性整齐排列（绿色箭头，图 7-9 B3），表明此处成骨活动活跃，同时在支架表面可见 HA 涂层的存在（白色箭头，图 7-9 B3）；在第 12 周时，从组织切片上可见骨组织和支架之间整合良好（图 7-9 D3）。组织学切片可见随着支架植入动物体内时间的延长，在 pTi 组和 HA/pDA-pTi 组支架内新生骨组织的量随之增长（图 7-9 E）。同时，组织学分析结果与显微 CT 所得结果一致，在第 4 周时，HA/pDA-pTi 组支架内新生骨组织的量明显高于 pTi 组（图 7-9 E，$P < 0.05$），且第 12 周时可观察到同样的结果（图 7-9 E，$P < 0.05$）。

四、讨论

为了进一步探究分析 pTi 支架及多孔 HA/pDA-pTi 支架的骨缺损修复能力，本实验构建了新西兰大白兔的股骨髁部骨缺损模型。动物模型的选择及所构建缺损的大小根据前期的实验结果及已有的文献确定，根据已有的文献报道，观察时间至少为 1 个月，因为此时正是愈合期的起始阶段，因此本实验的观察时间点选择术后第 4 周及第 12 周。

在术后第 4 周及第 12 周时取材，然后利用 Micro-CT 分析支架内新生骨组织的量。Micro-CT 结果显示，随着支架植入动物体内时间的延长，pTi 组和 HA/pDA-pTi 组支架内骨组织所占百分比（BV/TV）都增加。此外在支架植入动物第 4 周及第 12 周时，HA/pDA-pTi 组支架内骨组织所占百分比（BV/TV）都明显高于 pTi 组（$P < 0.05$），表明 HA/pDA-pTi 组支架在骨缺损的修复能力较 pTi 组更佳，能够更好地促进骨组织的长入及再生。

利用 Van-Gieson 染色进行组织形态学分析，评估 pTi 支架和多孔 HA/pDA-pTi 支架的骨整合性能和促进骨再生的能力。已有研究表明 HA 能够促进骨组织直接在 HA 涂层表面矿化，且能避免纤维组织在骨组织与涂层之间出现。组织学检测结果可见随着支架植入动物体内时间的延长，在 pTi 组和 HA/pDA-pTi 组支架内新生骨组织的量随之增长，但在第

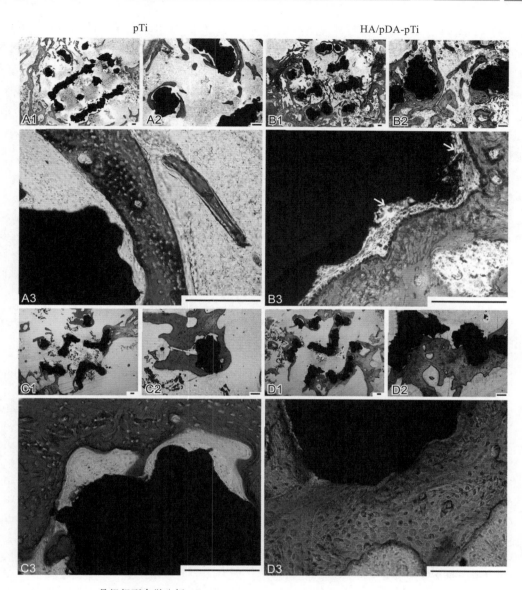

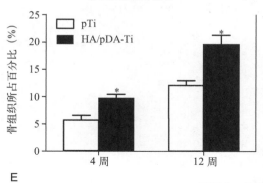

图 7-9　组织学检测

*P < 0.05

4 周和第 12 周时，HA/pDA-pTi 组支架内新生骨组织的量都明显高于 pTi 组（$P < 0.05$）。在骨整合方面，pTi 组组织学切片可见，第 4 周时支架和新生骨组织之间存在明显缝隙，且在第 12 周时仍然可见骨组织和支架之间存在明显缝隙；而 HA/pDA-pTi 组组织切片可见，第 4 周时骨组织和支架之间虽然也存在缝隙，但是在面对支架的骨组织外缘可见到成骨细胞呈线性整齐排列，表明此处成骨活动活跃，同时在支架表面可见 HA 涂层的存在；至第 12 周时，从组织切片上可见骨组织和支架之间整合良好，但未观察到明显的 HA 涂层的存在，可能是因为 HA 涂层本身已经完全降解或 HA 涂层降解后变薄不能被显微镜观察到。以上结果表明，与单纯 pTi 支架相比，涂层后的多孔 HA/pDA-pTi 支架在体内能够更好地促进骨缺损部位骨组织的修复再生，且 HA 涂层提高了支架的骨整合性能。

虽然本实验中 HA 涂层后的多孔钛合金能更好地促进骨组织的再生及骨整合，但是其中的具体机制未能探讨，且制备 HA 涂层的时间过长，这些都有待于后期实验的进一步研究及改进。

主要参考文献

[1] Bandyopadhyay, Amit, Felix Espana, et al. Influence of porosity on mechanical properties and in vivo response of Ti6Al4V implants. Acta Biomaterialia, 2010, 6: 1640-1648.

[2] Dorozhkin, Sergey V. Bioceramics of calcium orthophosphates. Biomaterials, 2010, 31: 1465-1485.

[3] Escada, A. L. A. , J. P. B. Machado, et al. Biomimetic calcium phosphate coating on Ti-7. 5Mo alloy for dental application. J Mater Sci Mater Med, 2011, 22: 2457-2465.

[4] Groot, K. De, R. Geesink, et al. Plasma sprayed coatings of hydroxylapatite. J Biomed Mater Res, 1987, 21: 1375-1381.

[5] Haeshin Lee, Shara M, Dellatore, et al. Mussel-Inspired Surface Chemistry for Multifunctional Coatings. Science, 2007, 318: 426-430.

[6] Minah Lee, Sook Hee Ku, et al. Mussel-inspired functionalization of carbon nanotubes for hydroxyapatite mineralization. Journal of Materials Chemistry, 2010, 20: 8848-8853.

[7] Zhixia Li, Masakazu Kawashita. Current progress in inorganic artificial biomaterials. Journal of Artificial Organs the Official Journal of the Japanese Society for Artificial Organs, 2011, 14: 163.

[8] Oyane, Ayako, Xiupeng Wang, et al. Calcium phosphate composite layers for surface-mediated gene transfer. Acta Biomaterialia, 2012, 8: 2034-2046.

[9] Ryu, Jungki, Sook Hee Ku, et al. Mussel - Inspired Polydopamine Coating as a Universal Route to Hydroxyapatite Crystallization. Advanced Functional Materials, 2010, 20:2132-2139.

第 8 章
生物活性镁涂层修饰多孔 Ti-6Al-4V 支架成骨及血管化效应研究

第一节　研究背景简介

钛合金凭借其优良的生物相容性、抗腐蚀性和良好的力学性能，已成为骨组织修复和替代治疗的首选材料。但目前应用的实体钛合金弹性模量高，较易出现骨－金属界面整合不良的情况，限制了其进一步应用。一种比较有效的方法是通过调整钛合金材料的孔隙率来降低材料的弹性模量，使之与骨组织的弹性模量相匹配，减少应力遮挡效应。而且多孔钛合金材料内部大量相互连通的孔隙结构可以为成骨细胞向内部迁移、增殖提供良好的孔道结构，增强了多孔钛合金植入体与周围骨组织的结合强度及稳定性。

但由于钛合金本身所具有的生物惰性，植入后仍然存在着骨诱导能力不足、新生血管诱导活性低等生物学活性不足的情况。这限制了多孔钛合金支架材料的进一步应用。提高多孔钛合金支架材料的生物学活性是一个需要即刻解决的问题。

镁金属是一种可降解金属材料，近年来大量的研究报道，镁基合金与钛合金相比具有更好的生物学活性，但由于镁基合金降解过快、抗腐蚀性差、降解后导致力学性能不足等缺点，限制了镁基合金作为移植材料在骨科中的进一步应用。到目前为止，仍然没有一种理想的镁合金能够同时具备良好的降解率，优良的体内生物学效应和合适的机械性能，最适合骨科移植物应用的镁合金一直在研究中。

第二节　多孔钛合金支架表面镁涂层制备与表征

为了解决上述问题，本研究创新性地提出将镁作为涂层对多孔钛合金进行表面修饰。采用真空离子镀膜的方法将纯镁作为涂层均匀地制备于多孔 Ti-6Al-4V 支架材料内外表面，实现集合多孔 Ti-6Al-4V 支架材料的优良力学性能和镁金属的生物活性的优点，为多孔 Ti-6Al-4V 支架材料和镁金属的骨科应用提供新的思路。

在本节，实验研究所采用的多孔 Ti-6Al-4V 支架材料通过电子束选区熔化（EBM）技术设计制备，可以实现与骨组织弹性模量相匹配。通过真空多弧离子镀的方法在多孔 Ti-6Al-4V 支架材料上制备镁涂层，利用扫描电镜（SEM）和 X 射线能谱分析观察验证材料的涂层形貌及元素组成情况，并对多孔 Ti-6Al-4V 支架材料镁涂层的降解情况进行简要分析。

一、方法

（一）多孔钛合金材料的设计与制造

利用 CAD 软件设计多孔钛合金支架材料的模型。将通过 CAD 设计获得的断层数据导入电子束熔融机设备后开始预热钛合金（Ti-6Al-4V）金属粉末，按照 100μm 的固定层厚逐层熔融并堆积钛合金材料，最终制备成与 CAD 软件设计的三维模型相一致的多孔钛合金支架材料。支架材料制备完成后，分别采用丙酮、无水乙醇和去离子水对材料进行清洗后晾干、干燥后备用。

（二）多孔 Ti-6Al-4V 支架材料表面生物活性镁涂层的制备

本研究采用真空多弧离子镀的方法在多孔钛合金支架材料内外表面制备镁涂层，使用 Bulat 6 脉冲偏压多弧离子镀系统。使镁涂层可均匀地沉积于多孔钛合金支架材料内外表面。分别采用丙酮和无水乙醇对材料进行清洗后烘干，^{60}Co 辐照灭菌密封备用。

（三）多孔 Ti-6Al-4V 支架材料表面生物活性镁涂层修饰前后表面扫描电镜及元素分析

利用高分辨场发射扫描电镜和 X 射线能谱仪对多孔钛合金支架表面镁涂层进行电镜扫描和元素分析。为了进一步观察镁涂层改性的多孔钛合金支架内部情况，将镁涂层改性的多孔钛合金支架从中间横切后利用扫描电镜和 X 射线能谱仪进行表面观察和元素分析。

（四）多孔 Ti-6Al-4V 生物活性镁涂层支架材料降解情况的分析

在 37℃ ±0.5℃的温度下按浸渍比 0.2g/ml（ISO 10993-12）分别将每个样本浸泡在 Hank's 溶液中 14 天，每天更换溶液 1 次。在浸泡过程中每天在同一时间点记录溶液 pH，并使用原子吸收分光光度计测量材料在浸泡过程中溶液中镁离子释放浓度。将制备完成浸提液后的生物活性镁涂层修饰的多孔 Ti-6Al-4V 支架材料收集，分别采用丙酮、无水乙醇和去离子水对材料进行清洗后晾干，干燥后进行表面电镜扫描和元素分析。观察表面涂层的降解变化及元素组成改变的情况。

二、结果

（一）扫描电镜及元素分析结果

如图 8-1 所示，Ti 支架材料表面较为光滑，无明显的粗糙颗粒物，进一步放大后可见材料表面平坦光滑（图 8-1A、D）。对 Mg 支架材料表面扫描电镜观察发现，支架材料表面布满大小均匀的粗糙颗粒物质，进一步放大后可见规则、均匀、致密的平均粒径为 1μm 的镁金属晶粒紧密排列在一起（图 8-1B、E）。将支架从中间横切后进行电镜扫描同样发现均匀的粗糙颗粒物质布满材料的表面（图 8-1C），进一步放大发现规则、均匀、致密的镁金属晶粒分布在支架材料的表面（图 8-1F）。证实生物活性镁涂层均匀地分布在多孔 Ti-6Al-4V 支架材料的内外表面。

利用 X 射线能谱仪对两组支架材料进行分析，相较于 Ti 支架材料，Mg 支架材料表面有明显的镁元素波峰，而材料表面以下主要以钛元素峰为主，这进一步证实了多孔 Ti-6Al-4V 支架材料表面确实有镁金属涂层的存在，生物活性镁涂层涂层制备成功、有效（图 8-1H）。将 Mg 支架材料从中间处横切后，能谱分析结果显示支架外表面及横截面的元素中同样出现明显的镁元素波峰（图 8-1I）。对于 Ti 支架材料，能谱分析发现材料表面出现明显的钛元素波峰，并无镁元素波峰（图 8-1G）。定量分析后发现，镁元素在生物活性镁涂层修饰的多孔 Ti-6Al-4V 支架材料表面所占的质量比为 28%，含量比为 43.47%，而在切断后的横截面的质量比为 27.5%，含量比为 43.12%，两者之间无明显区别，证实生物活性镁涂层均匀地分布在多孔 Ti-6Al-4V 支架材料的内外表面。

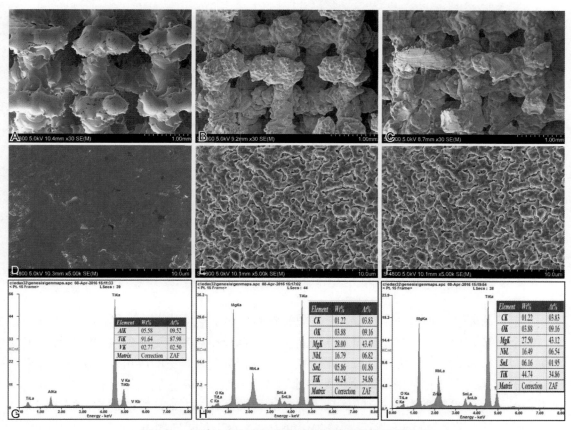

图 8-1　多孔钛合金支架修饰前后扫描电镜及元素分析

（二）多孔钛合金生物活性镁涂层支架材料降解情况的分析

采用高分辨场发射扫描电镜对浸泡前后的 Mg 支架材料进行表面电镜扫描发现，浸提液浸泡后的支架材料表面出现大量裂隙，涂层开始断裂并形成大小不均匀的颗粒，表面更加粗糙（图 8-2）。X 射线能谱分析发现，镁元素波峰依然存在，定量分析发现，镁元素所占的质量比为 11.77%，含量比为 12.94%，与浸提液浸泡之前的材料相比差异具有统计学意义（$P < 0.05$）。在浸提液浸泡后的支架材料中发现 O 元素的含量较未浸泡的支架材料明显增加，进一步证实了生物活性镁涂层在浸提液浸泡后发生了降解。

三、讨论

在众多的人工骨替代材料中，钛合金已成为骨组织修复和替代治疗的首选材料。多孔钛合金可以通过改变金属的空间构型，有效降低弹性模量并有利于新生骨组织和血管长入支架材料内部。但由于钛合金本身所具有的生物惰性，多孔钛合金支架材料植入后生物学

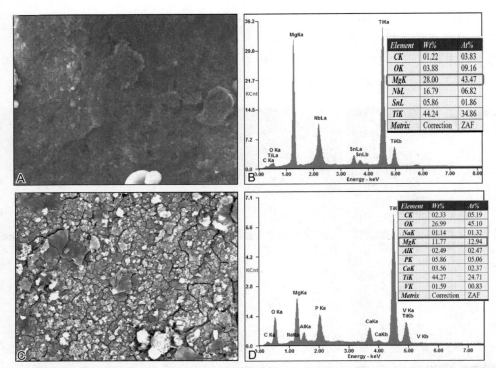

图 8-2　扫描电镜和 X 线能谱分析观察浸提液浸泡前（A 和 B）和浸泡后（C 和 D）镁涂层降解情况

活性不足，需要进一步提高多孔钛合金支架材料的生物学活性。

　　镁金属是一种可降解金属材料，镁基合金与钛合金相比具有更好的生物学活性，但由于镁基合金抗腐蚀性差，力学性能不足限制了镁基合金在骨科中的应用。本研究通过采用真空离子镀膜的方法将纯镁作为涂层均匀地制备于多孔 Ti-6Al-4V 支架材料内外表面，实现集合多孔 Ti-6Al-4V 支架材料的优良力学性能和镁金属的生物活性的优点，同时避免了多孔 Ti-6Al-4V 支架材料生物惰性和镁金属的力学支撑不足等问题。

　　本次研究中，扫描电镜下可见支架涂层表面分布规则、均匀、致密的镁金属晶粒。本研究制备的镁涂层是通过在偏磁场的作用下轰击激发态的镁离子沉积在多孔 Ti-6Al-4V 支架材料的表面，与其他方法制备的涂层相比具有更强的涂层基体附着力。X 射线能谱仪分析发现生物活性镁涂层修饰的多孔 Ti-6Al-4V 支架材料表面有明显的镁元素波峰。对横截面进行能谱分析显示支架外表面及横截面的表面同样出现明显的镁元素波峰。定量分析结果进一步证实了生物活性镁涂层均匀地分布在多孔 Ti-6Al-4V 支架材料的内外表面，证实了镁涂层涂层制备成功、有效。

　　通过以上实验证实，本研究成功制备出具有优良孔隙率、孔径等参数的多孔 Ti-6Al-4V 支架材料，并在多孔 Ti-6Al-4V 支架材料内外表面成功利用多弧离子镀的方法制备出了结合紧密的高纯度镁金属涂层。

第三节　体外细胞学及分子生物学评价

　　本部分实验研究将对 Mg 支架材料的成骨和血管化活性进行体外细胞学研究。利用小鼠成骨前体细胞系（MC3T3-E1）来进行支架材料体外成骨活性的研究。利用人脐静脉内皮细胞（HUVEC）来检测支架材料的体外促血管化活性。将 MC3T3-E1 和 HUVEC 两种细胞分别与 Mg 支架材料的浸提液共同培养，检测材料对细胞生物相容性、增殖及细胞活力的影响。进一步观察细胞的黏附、伸展状况。通过碱性磷酸酶染色，茜素红钙结节染色，实时定量 PCR 来检测支架材料对于 MC3T3-E1 的成骨促进作用。通过划痕试验，Transwell 试验，成管试验，实时定量 PCR 来检测支架材料对于 HUVEC 的血管化促进作用。

一、方法

（一）MC3T3-E1 细胞和 HUVEC 细胞增殖检测

在细胞接种培养后第 1、4、7、14 天检测两种细胞在各组不同处理后的增殖情况，利用分光光度计检测吸光度，在 570nm 测定吸光度，参考波长 600nm。分别设置 3 个分组，即单纯培养基组（pM）、单纯多孔 Ti-6Al-4V 支架材料浸提液组（Ti）和生物活性镁涂层修饰的多孔 Ti-6Al-4V 支架材料浸提液组（Mg），每组处理的细胞设置 3 个孔的重复。

（二）MC3T3-E1 细胞和 HUVEC 细胞活性检测

在细胞接种培养 1 周后检测两种细胞在各组不同处理后的细胞活性情况。利用激光共聚焦显微镜在 490nm 激发光检测活细胞（黄绿色荧光），545nm 激发光观察死细胞（红色荧光），并进行计数。

（三）MC3T3-E1 细胞和 HUVEC 细胞形态检测

培养 48 小时后固定细胞，孵育 Vinculin 抗体后采用激光共聚焦显微镜观察各组不同处理后细胞形态和 Vinculin 的表达，采集荧光图像并分析 Vinculin 荧光强度及细胞面积和细胞核之比（CN 比）。

（四）MC3T3-E1 细胞 ALP 活性、细胞外基质矿化活性检测

1. ALP 活性检测　细胞培养 4、7 天后检测 MC3T3-E1 细胞在各组不同处理后的 ALP 活性情况，利用分光光度计在 405nm 波长测量吸光度。

2. 细胞外基质矿化活性检测　在成骨诱导培养 14 天后利用茜素红染液检测 MC3T3-E1 细胞在各组不同处理后的细胞外基质矿化情况。观察并采集图像，利用分光光度计在 630nm 波长测定吸光度。

（五）HUVEC 细胞迁移、侵袭能力检测

1. 划痕试验　共培养 1 周后接种于 6 孔板中，待细胞长至 100% 汇合度时，利用 1ml 枪头在每个孔板中央部分做直线划痕，PBS 缓冲液清洗 3 遍，加入不含血清的 F-12K 培养基培养。在划痕完成后的第 0 小时、24 小时和 48 小时对各个分组孔板的划痕进行图像采集，计算划痕边缘之间的距离。

2. Transwell 试验　共培养 1 周后接种于 24 孔板中，培养 48 小时后取出上层小室，轻轻用棉签将上层小室内侧面的细胞擦除，保留外侧面穿过的细胞，固定细胞并染色，在倒置显微镜下进行观察并拍照进行 HUVEC 细胞计数。

3. HUVEC 细胞小管形成能力检测　96 孔板预先制备基质胶，共培养 1 周后获得细胞悬液，每孔加入 2×10^4 个细胞。待细胞培养 24 小时后，利用倒置显微镜对小管形成情况进行观察并采集图像，计算形成的小管长度。

（六）实时定量 PCR 检测

在共培养第 7、14 天提取 HUVEC 细胞总 RNA 后利用实时定量 PCR 检测 MC3T3-E1 细胞成骨分化相关基因表达水平和 HUVEC 细胞血管化相关基因表达水平来分别评估成骨分化及血管化情况，分别测定碱性磷酸酶（ALP）、Ⅰ型胶原蛋白（Col-1）、骨钙素（OCN）、Runt 相关转录因子 2（Runx2）、骨桥蛋白（OPN）、血管内皮细胞生长因子（VEGF）和缺氧诱导因子 1α（HIF-1α）的基因表达水平，内参采用 GAPDH。

二、结果

（一）MC3T3-E1 细胞和 HUVEC 细胞增殖

利用 Alamar Blue 比色测定试剂盒检测两种细胞在三组不同处理后的增殖情况。随着培养时间的增加，三组处理的细胞吸光度都增加（图 8-3A 和 B）。在细胞接种后第 1 天，pM 组、Ti 组和 Mg 组的吸光度相互比较没有明显的统计学差异（$P > 0.05$）。但从细胞接种第 4 天开始，Mg 组吸光度要明显高于 pM 组和 Ti 组，且差异有统计学意义（$*P < 0.05$）。在细胞接种后第 14 天，Mg 组的 MC3T3-E1 细胞的吸光度较 pM 组和 Ti 组增加将近 1 倍，而 Mg 组的 HUVEC 细胞吸光度较 pM 组和 Ti 组增加 80%（$*P < 0.05$）。pM 组和 Ti 组处理的 MC3T3-E1 细胞和 HUVEC 细胞吸光度在所有观察时间点均未发现有明显的统计学差异（$*P > 0.05$）。

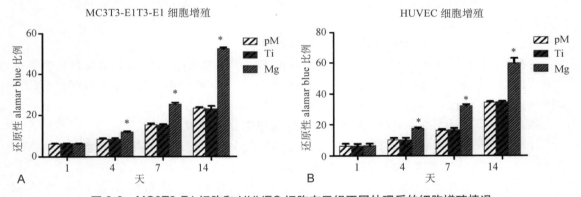

图 8-3　MC3T3-E1 细胞和 HUVEC 细胞在三组不同处理后的细胞增殖情况

（二）MC3T3-E1 细胞和 HUVEC 细胞活性

进一步利用 Calcein-AM / PI 双染色试剂盒来检测两种细胞在三组不同处理后的细胞活性情况。如图 8-4 所示，在 pM 组共培养的两种细胞在培养 1 周后可见较多的死细胞（红色），而活细胞（蓝色）的分布较为分散。在 Ti 组可以观察到相类似的情况，有较多的死细胞且活细胞分布比较分散。而对于 Mg 组处理的两种细胞，视野中可见的死细胞明显减少，且活细胞分布紧密，数目较 pM 组和 Ti 组明显增多。定量分析发现，Mg 组处理的两种细胞的活细胞密度（cells/mm²）分别为 910±60 和 920±65，明显多于 pM 组（595±80，632±43）和 Ti 组（580±73，620±60），差异有统计学意义（$*P < 0.05$）（图 8-4G、H）。pM 组和 Ti 组两种细胞的活细胞密度相互比较未见明显的统计学差异（$P > 0.05$）。

（三）MC3T3-E1 细胞和 HUVEC 细胞形态检测

通过共聚焦显微镜观察 MC3T3-E1 细胞的黏着斑蛋白（Vinculin）的表达、细胞骨架（F-actin）来反映细胞的形态。如图 8-5 所示，Mg 组培养的 MC3T3-E1 细胞黏着斑蛋白与

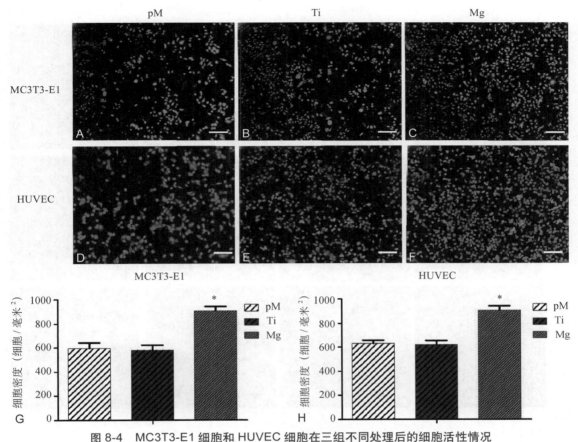

图 8-4　MC3T3-E1 细胞和 HUVEC 细胞在三组不同处理后的细胞活性情况

pM 组和 Ti 组相比有着较高的表达（图 8-5A），并且 Mg 组的细胞在胞质内和细胞边缘均有较高的黏着斑蛋白表达（图 8-5A），而 pM 组和 Ti 组培养的 MC3T3-E1 细胞黏着斑蛋白表达相对较低，主要集中在胞质靠近细胞核的部分，细胞边缘的表达量较低。与 pM 组和 Ti 组培养的 MC3T3-E1 细胞相比，Mg 组培养的 MC3T3-E1 细胞骨架更加伸展，范围也更广，荧光强度更强。定量分析后发现，Mg 组培养的 MC3T3-E1 细胞黏着斑蛋白荧光强度为 21 ± 3.7，与 pM 组（11 ± 2.5）和 Ti 组（12 ± 1.5）相比，差异具有显著的统计学意义（$P < 0.05$）。对细胞总面积 / 细胞核面积（CN 比）进行计算发现，Mg 组培养的 MC3T3-E1 细胞 CN 比为 15 ± 1.8，pM 组为 7.2 ± 2.1，Ti 组为 7.3 ± 0.9，Mg 组 CN 比明显高于 pM 组和 Ti 组（$P < 0.05$）。pM 组和 Ti 组相比较，两者的黏着斑蛋白荧光强度和 CN 比均没有明显的统计学差异（$P > 0.05$）。

　　如图 8-6 所示，Mg 组培养的 HUVEC 细胞黏着斑蛋白与 pM 组和 Ti 组相比有着较高的表达（图 8-6A），并且 Mg 组的细胞在胞浆内和细胞边缘均有较高的黏着斑蛋白表达（图 8-6A），而 Mg 组和 Ti 组培养的 HUVEC 细胞黏着斑蛋白表达相对较低，主要集中在胞质靠近细胞核的部分，细胞边缘的表达量较低。与 pM 组和 Ti 组培养的 HUVEC 细胞相比，Mg 组培养的 HUVEC 细胞骨架更加伸展，范围也更广，荧光强度更强。定量分析后发现，Mg 组培养的 HUVEC 细胞黏着斑蛋白荧光强度为 11 ± 2.7，与 pM 组（6 ± 1.5）和 Ti 组（5.8 ± 1.4）相比，差异具有显著的统计学意义（$P < 0.05$）。对细胞总面积 / 细胞核面积（CN 比）

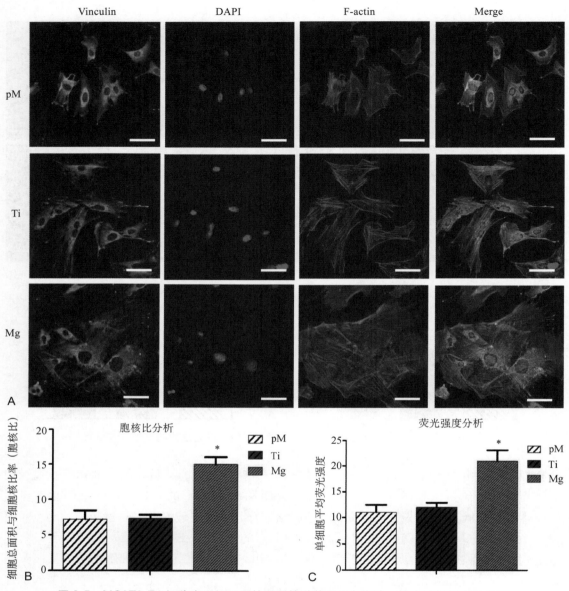

图 8-5　MC3T3-E1 细胞在三组不同处理后的黏着斑蛋白表达、细胞骨架及定量分析
*P < 0.05

进行计算发现，Mg 组培养的 HUVEC 细胞 CN 比为 5.8±1.5，pM 组为 3.2±1.1，Ti 组为 3.0±0.9，Mg 组 CN 比明显高于 pM 组和 Ti 组（P < 0.05）。pM 组与 Ti 组相比较，两者的黏着斑蛋白荧光强度和 CN 比均没有明显的统计学差异（P > 0.05）。

（四）MC3T3-E1 细胞 ALP 活性、细胞外基质矿化活性检测

作为早期的分化指标，在 MC3T3-E1 细胞与 pM 组、Ti 组和 Mg 组共培养 4 天、7 天和 14 天时分析细胞的 ALP 活性，以评估 MC3T3-E1 细胞的成骨分化潜能。如图 8-7 所示，Mg 组处理的 MC3T3-E1 细胞在整个观察时间点内与 pM 组和 Ti 组相比具有更高的 ALP 活性（P < 0.05）。定量分析结果显示，在共培养的第 4 天，Mg 组的 ALP 活性［（0.48±0.4）

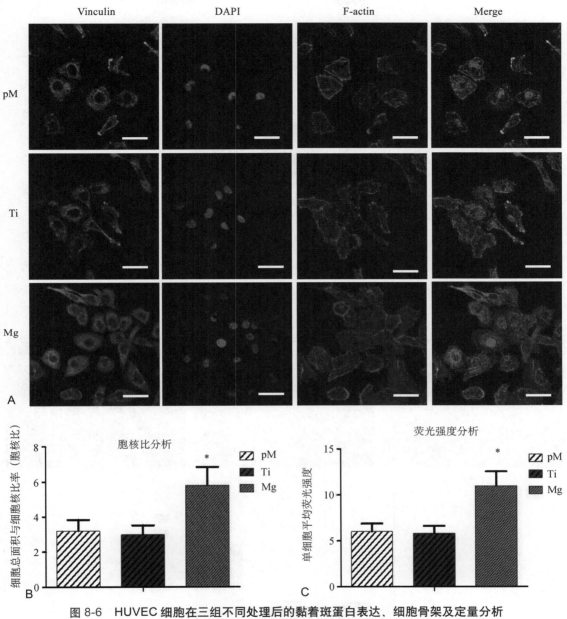

图 8-6　HUVEC 细胞在三组不同处理后的黏着斑蛋白表达、细胞骨架及定量分析

*$P < 0.05$

μmol/μg]，比 Ti 组 [（0.41±0.2）μmol/μg] 和 pM 组 [（0.4±0.1）μmol/μg] 略高，但统计分析显示没有差异（$P > 0.05$）。培养 7 天后，Mg 组处理的 MC3T3-E1 细胞的 ALP 活性 [（2.1±0.4）μmol/μg] 与 Ti 组和 pM 组培养的细胞相比显著增加约 40%（$P < 0.05$）。在培养的第 7 天和第 14 天时，Ti 组和 pM 组培养的细胞 ALP 活性没有明显差别（$P > 0.05$）。这些定量分析结果表明 Mg 组对于 MC3T3-E1 细胞的 ALP 活性具有促进作用。

通过茜素红染色以确定 MC3T3-E1 细胞在三组不同处理共培养下的细胞外基质矿化情况。如图 8-8 所示，在 Mg 组培养的 MC3T3-E1 细胞中细胞外基质矿化与 pM 组和 Ti 组相比出现明显增加。根据细胞外基质矿化染色图像，在共培养 14 天时，Mg 组培养的

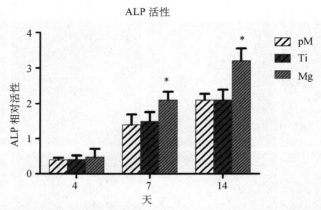

图 8-7　MC3T3-E1 细胞在三组不同处理（pM 组、Ti 组和 Mg 组）后的 ALP 活性的变化
*$P < 0.05$

MC3T3-E1 细胞中钙结节的数量明显多于 pM 组和 Ti 组培养的 MC3T3-E1 细胞。这些结果揭示了生物活性镁涂层修饰的多孔 Ti-6Al-4V 支架材料浸提液促进了 MC3T3-E1 细胞的细胞外基质矿化。

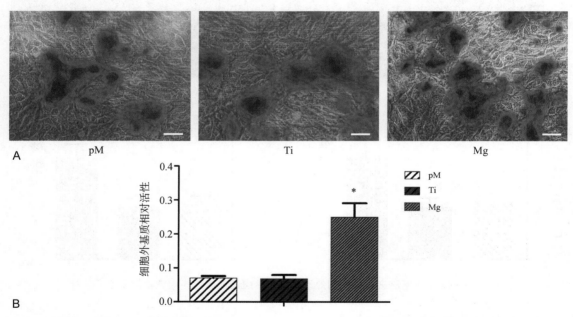

图 8-8　MC3T3-E1 细胞在三组不同处理（pM 组、Ti 组和 Mg 组）后的细胞外基质矿化情况
*$P < 0.05$

（五）HUVEC 细胞迁移、侵袭能力检测

如图 8-9 所示，通过划痕试验的结果可以看出，Mg 组处理的 HUVEC 细胞与 Ti 组和 pM 组相比，迁移能力显著增加（图 8-9A）。划痕试验后 48 小时，Mg 组处理的 HUVEC 细胞划痕几乎完全恢复，这比 Ti 和 pM 组要明显快（$P < 0.05$）。在每个观察的时间点，Ti 组和 pM 组之间的划痕距离没有显著差异（$P > 0.05$）。

通过 Transwell 试验的结果可以看出，Mg 组处理的 HUVEC 细胞的侵袭能力显著增强

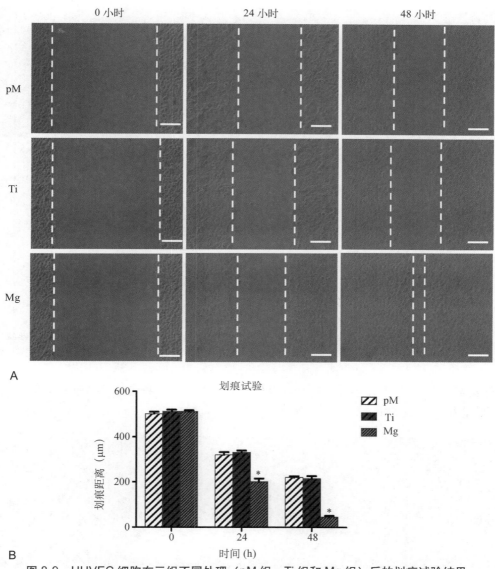

图 8-9　HUVEC 细胞在三组不同处理（pM 组、Ti 组和 Mg 组）后的划痕试验结果
*P < 0.05

（图 8-10）。在培养 48 小时后，Mg 组处理的 HUVEC 细胞穿过小室膜的细胞数（212±20）比 Ti 组（70±18）和 pM 组（65±12）处理的 HUVEC 细胞穿过小室膜的细胞数要明显多（P < 0.05）。同时，Ti 组和 pM 组之间没有统计学差异（P > 0.05）。总的来说，这些数据表明用生物活性镁涂层修饰的多孔 Ti-6Al-4V 支架材料浸提液可以增强 HUVEC 细胞的迁移、侵袭能力。

（六）HUVEC 细胞小管形成能力检测

如图 8-11 所示，共培养 24 小时后与 Ti 组和 pM 组处理的 HUVEC 细胞相比，Mg 组中可以观察到显著增加的小管数量和小管分支点，且差异具有统计学意义（P < 0.05）。与 Ti 组和 pM 组处理的 HUVEC 细胞相比，Mg 组处理的 HUVEC 细胞的管状小管形成增加了 120%（图 8-11B）。但是，在 Ti 组和 pM 组处理的 HUVEC 细胞之间的小管长度和

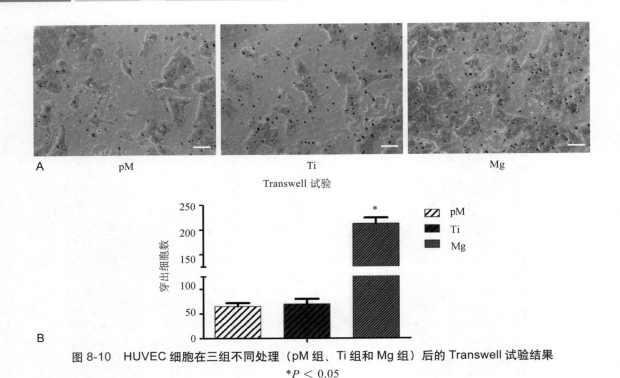

图 8-10   HUVEC 细胞在三组不同处理（pM 组、Ti 组和 Mg 组）后的 Transwell 试验结果
*$P < 0.05$

小管分支点差异没有统计学差异（$P > 0.05$）。总之，这些数据证实 Mg 组处理能够增加 HUVEC 的小管生成的能力。

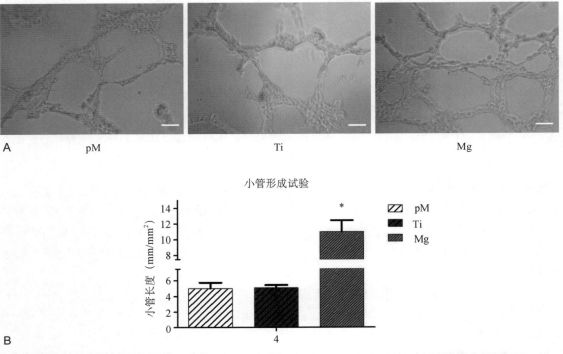

图 8-11   HUVEC 细胞在三组不同处理（pM 组、Ti 组和 Mg 组）后的小管形成实验结果
*$P < 0.05$

（七）实时定量 PCR 检测

如图 8-12 所示，在第 7 天和第 14 天，Mg 组中成骨相关基因 *ALP* 和 *COL-1* 的表达水平高于 Ti 组和 pM（$P < 0.05$）。Mg 组 OCN 和 OPN 基因表达水平在第 14 天时显著高于 Ti 组和 pM 组（$P < 0.05$）。但在第 7 天时，三组间 *OCN* 和 *OPN* 基因表达水平差异无统计学意义（$P > 0.05$）。有趣的是，在第 7 天和第 14 天，三组中 Runx2 表达没有显著差异（$P > 0.05$）。7 天和 14 天时，在 Ti 组和 pM 组处理的 MC3T3-E1 细胞之间未发现与成骨相关的基因表达的显著差异。

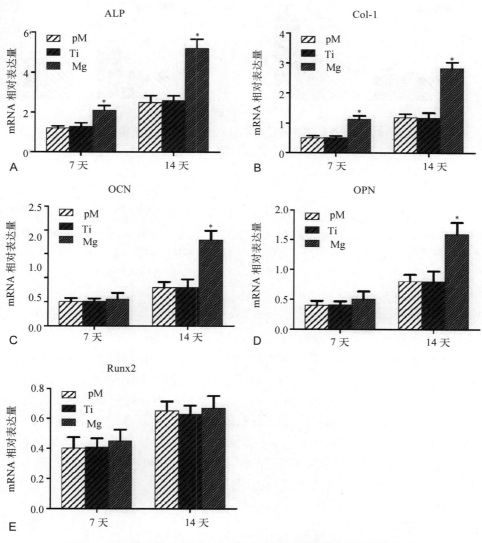

图 8-12　MC3T3-E1 细胞在三组不同处理后成骨相关基因的表达

$*P < 0.05$

同时利用实时定量 PCR 对 HUVEC 细胞血管化相关基因包括血管内皮细胞生长因子（VEGF）和缺氧诱导因子 1α（HIF-1α）的表达进行分析。共培养 14 天后，Mg 组处理的 HUVEC 细胞中血管生成相关基因 HIF-1α 和 VEGF 表达水平与 Ti 组和 pM 组相比明显增高（$P < 0.05$）（图 8-13）。在共培养第 7 天时，3 组间 HUVEC 细胞的 *VEGF* 基因表达无显著差异（$P > 0.05$），而 Mg 组的 HIF-1α 表达水平明显高于 Ti 组和 pM 组（$P < 0.05$）。在 7 天和 14 天时，Ti 组和 pM 组处理的 HUVEC 细胞之间 HIF-1α 和 VEGF 表达没有显著差异（$P > 0.05$）。

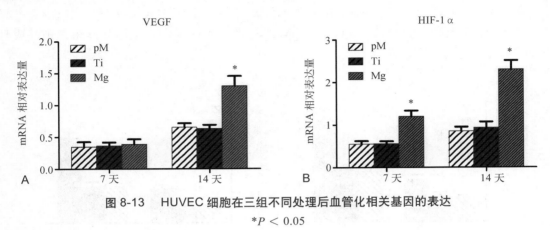

图 8-13　HUVEC 细胞在三组不同处理后血管化相关基因的表达

*$P < 0.05$

三、讨论

近年来，大量的研究通过对多孔钛合金支架的表面进行改性来提高其生物学活性。因此，大量学者以多孔钛合金为基本骨架，并在其表面进行多种修饰，以此来提高钛合金的生物活性。关于多孔钛合金表面修饰的研究已有相当多的发展，相关的报道也有很多，但是依然存在着骨生长不足，而且对于血管化这个支架材料存活至关重要的指标研究报道很少。骨生长不足和缺乏血管化向内生长进入多孔钛合金支架限制了它们的进一步应用。因此，具有骨生成和血管生成特性的生物功能涂层对于多孔钛合金支架长期固定和存活以及其临床应用至关重要。

最近的研究报道了镁及其合金的突出优点，包括可生物降解性和生物相容性，并被认为是革新性的植入材料。以往有一些研究表明，镁合金的体外降解和腐蚀可以提高培养基的 pH，这可能会影响细胞的存活。镁合金降解产物只有当在超过机体的缓存能力时才会产生毒性反应。镁涂层多孔 Ti-6Al-4V 支架材料的生物相容性和毒性由 Mg 离子释放量决定，Mg 离子释放量与镁涂层的腐蚀速率和镁的总量有关。到目前为止，全球现有相关临床试验中所使用的镁合金，在血液和骨环境下的短期和长期实验观察中均没有发现不良后果和生物毒性反应。在本研究中，我们使用多弧离子镀法将镁作为涂层涂覆在多孔 Ti-6Al-4V 支架材料表面上，与镁基合金相比，镁的使用量相对较少。

大量的研究报道表明，细胞的黏附、伸展、增殖和分化对于骨缺损的修复过程极为重要。本研究利用体外细胞学实验探究所构建的生物活性镁涂层修饰的多孔 Ti-6Al-4V 支架材料的生物相容性及成骨诱导能力和血管化促进能力。选用 MC3T3-E1 和 HUVEC 来分别进行成骨和血管化方面体外的实验研究。首先在细胞增殖方面，利用 Alamar Blue 比色测定法检测 MC3T3-E1 细胞和 HUVEC 细胞在 pM、Ti 和 Mg 三组不同处理后的增殖情况。本研究进一步利用 Calcein-AM / PI 双染色法来检测 MC3T3-E1 细胞和 HUVEC 细胞在三组不同处理后的细胞活性情况，研究结果表明，生物活性镁涂层修饰的多孔 Ti-6Al-4V 支架材料浸提液能够促进 MC3T3-E1 细胞和 HUVEC 细胞的增殖。

细胞的伸展、黏附是细胞发生后续反应的基础，细胞的黏附在细胞的增殖、迁移和分化中扮演着重要的角色。细胞的形态在另一个方面体现细胞的整体状态和活力，形态越伸展提示细胞的状态越好，活力也就越好。黏着斑是在细胞外基质中与细胞的肌动蛋白细胞骨架之间的物理联系。黏着斑通过"整合素"（或称整联蛋白）发挥生理作用，在调控细胞黏附、伸展和控制细胞生长及分化中发挥重要作用。黏着斑蛋白（Vinculin）是黏着斑中的重要组成部分，可以促进细胞骨架（F-actin）和整联蛋白之间的相互作用。可以起联系细胞骨架与细胞外基质或生物材料的作用，进而调控细胞的黏附、伸展及迁移。黏着斑研究结果表明相较于 pM 组和 Ti 组，Mg 组更有利于 MC3T3-E1 细胞和 HUVEC 细胞的黏附和伸展。

除细胞增殖和黏附外，MC3T3-E1 细胞分化对于新骨形成也是至关重要的。ALP 活性作为 MC3T3-E1 细胞分化的早期标志，在整个观察期间，与 pM 组和 Ti 组相比，在 Mg 组培养的 MC3T3-E1 细胞中观察到大量细胞外基质矿化的钙结节。利用实时定量 PCR 对 MC3T3-E1 细胞成骨分化相关基因分析发现，Mg 组可以促进 MC3T3-E1 细胞的成骨分化，这与之前镁合金的研究报道一致。

除了新骨生成外，早期血管化的发生对于支架存活非常重要，并且最终将促进骨生成。在本研究中，通过划痕试验观察发现 Mg 组处理的 HUVEC 细胞迁移能力显著增加。Transwell 试验的结果表明 Mg 组处理的 HUVEC 细胞的侵袭能力显著增强。总的来说，这些数据表明 Mg 组可以增强 HUVEC 细胞的迁移、侵袭能力。小管形成是 HUVEC 细胞的特征之一。在共培养 24 小时后与 Ti 组和 pM 组处理的 HUVEC 细胞相比，Mg 组能够增加 HUVEC 的小管生成的能力。在共培养第 14 天时，Mg 组中的 VEGF 和 HIF-1α 的表达水平均高于 pM 组和 Ti 组。HIF-1α 是一种在缺氧条件促进血管生成并促进 VEGF 转录的转录因子，VEGF 是一种重要的促血管生成因子和血管生成信号蛋白。HIF-1α 表达增加导致 VEGF 表达增强，这与普遍认为 Mg 通过激活 HIF-1α 转录活性在血管生成中起关键作用的结论一致。据报道 Mg 可增加镁转运子亚型 1（MagT1）的活性，这是脊椎动物 Mg 流入必需的细胞成分。因此，Mg 组中 Mg 可能通过上调 MagT1 的表达，导致 Mg 流入，然后通过激活 HIF-1α 刺激 HUVEC 细胞的 VEGF 转录和表达。

因此，本部分实验研究证实生物活性镁涂层修饰的多孔 Ti-6Al-4V 支架材料可以在体外促进 MC3T3-E1 细胞和 HUVEC 细胞的增殖、黏附、伸展；促进 HUVEC 细胞的迁移、侵袭及小管形成；促进 MC3T3-E1 细胞成骨分化和 HUVEC 细胞的血管化。

第四节　动物体内成骨及成血管效应评价

为了研究生物活性镁涂层修饰的多孔 Ti-6Al-4V 支架材料在体内对长期成骨及早期血管化的作用，本部分实验研究采用新西兰大白兔的股骨髁部骨缺损模型来评价生物活性镁涂层修饰的多孔 Ti-6Al-4V 支架材料的晚期成骨性能以及早期血管化性能。选择在第 6、9、12 个月利用影像学及组织学染色等方法进行支架材料长期成骨效果的分析。选择 12 周进行荧光标记实验研究。而对于早期血管化研究，选择在第 2、4、8 周进行微血管造影，显微 CT 等方法进行分析。

一、方法

（一）动物手术

肌内注射麻醉实验兔，备皮后固定在实验台上，侧卧位消毒铺巾，显露手术区域。定位并显露股骨外侧髁。在股骨外侧髁处制造一个直径 5mm、深 10mm 的圆柱状缺损，随机植入单纯多孔 Ti-6Al-4V 支架材料（Ti）或者生物活性镁涂层修饰的多孔 Ti-6Al-4V 支架材料（Mg）（图 8-14），随后缝合关闭伤口。术后下肢不固定，连续 3 天注射抗生素预防感染。

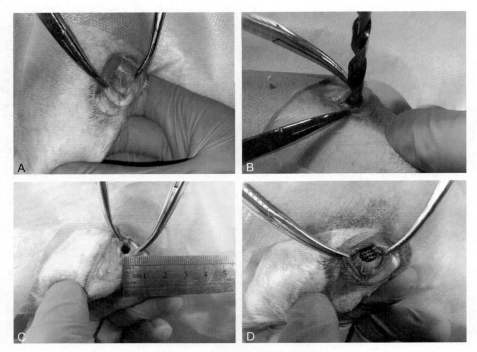

图 8-14   支架材料植入手术操作

（二）新生骨组织的荧光三标

本研究利用钙黄绿素、茜素红和四环素对实验兔的新生骨组织进行荧光标记。在植入后的第 3、6、9 周，按照钙黄绿素注射液 25mg/kg、茜素红注射液 30mg/kg 和盐酸四环素注射液 50mg/kg 的剂量按顺序依次肌内注射荧光染料，每天 1 次，连续注射 3 天。

（三）实验兔的微血管灌注造影

在每个时间点，实验兔采取腹部正中切口，定位并显露腹主动脉和下腔静脉。夹闭下腔静脉和腹主动脉，腹主动脉远心端穿刺，肝素钠（50IU/ml）的生理盐水快速灌注下肢血管（图 8-15）。冲洗约 1L 生理盐水后，将 500ml 10% 甲醛溶液沿着腹主动脉输入，固定下肢血管。随后，向腹主动脉注射 50ml Microfil 造影剂（Flow Tech, Inc., Carver, MA）来灌注下肢血管（2ml/min）。随后收获标本并在 80% 乙醇中固定 2 周后使用 10% EDTA 作为脱钙溶液进行脱钙 2 个月。待脱钙完成后利用 Micro-CT 扫描观察血管化情况。

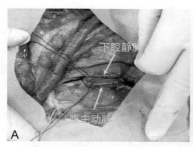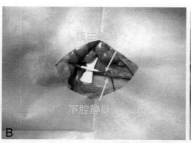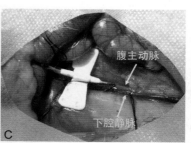

图 8-15　实验兔下肢微血管灌注图

（四）标本的取材和固定

按照实验设计时所设定的时间点采用过量注射麻醉剂处死实验兔进行取材。显露整个股骨，肉眼观察有无明显的骨折、空洞、坏死、感染、化脓等情况。取材后迅速放入体积分数 80% 的乙醇固定液中进行固定。

（五）Micro-CT 扫描

对整个标本的股骨外侧髁进行扫描。利用 VG Studio MAX 软件（Volume Graphics，Heidelberg，德国）对标本进行重建并分析。对于成骨检测，选择整个支架材料的范围作为感兴趣区域（ROI）。对于早期血管化的研究，我们选择支架材料周围 2mm 作为感兴趣区域进行分析。利用周围组织的血管化情况来间接反映支架材料内部的血管化情况。通过数据分析测量计算感兴趣区新骨生成百分比 = 新生骨体积 / 支架材料总体积（BV / TV）×100%。新生血管体积的百分比 = 感兴趣区血管体积 / 总体积（BVV / TV）×100%。

（六）标本的硬组织切片制备与病理学染色

标本固定在 Leica-SP 1600 型旋转硬组织切片机（Leica，德国）上，选择从其长轴的中部位进行切片，每个标本连续切取 3 张 200μm 厚的切片，修剪、擦干、标记后压平，固定在载玻片上。均匀打磨并抛光切片。抛光完成后清洗晾干，待用。所有标本切片将进行组织病理染色。本实验采取的染色方法为 Van-Gieson 染色法即苦味酸 - 酸性品红染色法。

（七）图像采集与分析

将染色完成的标本组织切片放置在光学显微镜下进行观察，观察支架材料内的新骨形成情况。采用 Image-Pro Plus 6.0 软件对采集的图像进行分析，计算切片中新生骨占整个支架材料的面积百分比。计算公式：

支架材料中新生骨所占面积百分比 =（新生骨面积 / 支架材料面积）×100%。

二、结果

（一）实验动物术后情况

术后实验兔伤口愈合良好，未出现伤口感染、化脓、缝线脱落等情况，伤口均 I 期愈合，所有实验兔均顺利存活至实验观察时间点。

（二）骨组织荧光三标检测

与 Ti 支架相比，荧光标记出现在 Mg 支架的周边更加广阔的区域上。在 Ti 支架和 Mg 支架组中均出现较宽的茜素红沿着钙黄绿素沉积。但是 Mg 支架组较 Ti 支架组具有更强、更宽的茜素红红色荧光分布。至于四环素，Mg 支架组与 Ti 支架组相比，出现沿着茜素红区延伸的大而长的黄线表明更多的新骨形成。荧光染料标记的定量分析显示，术后 12 周，Mg 支架组的新骨形成显著高于 Ti 支架组，且差异具有统计学意义（$P < 0.05$）（图 8-16）。

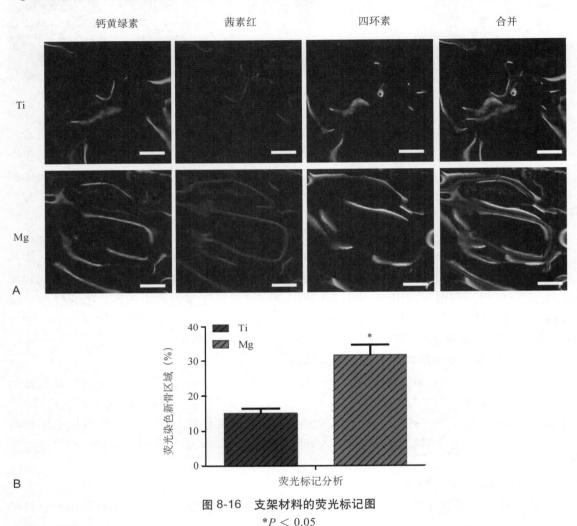

图 8-16　支架材料的荧光标记图
*$P < 0.05$

（三）Micro-CT 检测

通过 Micro-CT 的图像可以观察到新生的骨组织（黄色）从边缘向支架材料（白色）内部生长（图 8-17）。在 Ti 支架组中，新形成的骨主要集中在支架材料的周围，而 Mg 支架组的新生骨不仅出现在支架材料的周围，还向支架材料的内部进行生长。定量分析显示术后 6 个月，Mg 支架组的 BV/TV 值（$24.5 \pm 1.8\%$）显著高于 Ti 支架组（$14.9 \pm 0.95\%$，$P < 0.05$）。在植入 9 个月和 12 个月后，Mg 支架组比 Ti 支架组出现更多的新骨生成（$P < 0.05$）。这些结果表明，生物活性镁涂层修饰的多孔 Ti-6Al-4V 支架材料有效地促进了新骨生成。

（四）微血管灌注造影检测

基于所采集的图像，与 Ti 支架组相比，Mg 支架材料周围有大量血管朝着支架材料

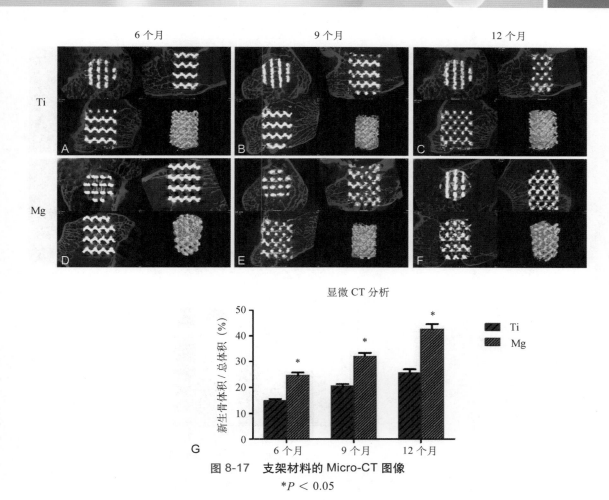

图 8-17　支架材料的 Micro-CT 图像

*P < 0.05

内部的方向生长。定量分析显示，植入后 2 周，Mg 支架的 BVV / TV 值（21.2%±3.2%）显著高于 Ti 支架组（10.9%±1.8%，P < 0.05）（图 8-18）。 4 周时，Mg 支架材料组的 BVV / TV 值为 35.3%±4.5%，明显高于 Ti 支架材料组（15.5%±3.4%，P < 0.05）。植入 8 周后观察到类似的结果，证实了生物活性镁涂层修饰的多孔 Ti-6Al-4V 支架材料可促进支架材料周围的血管形成，这有利于支架材料内部的血管化。

（五）组织病理学染色检测

从采集的组织病理学染色图片来看，新形成的骨从骨缺损边缘向支架材料内部生长，并且在任何组中都未观察到炎症反应。在 Ti 支架材料和 Mg 支架材料组中，新生骨量和骨小梁的厚度随着植入时间的延长而增加（图 8-19）。在所有时间点，Mg 支架材料组新形成的骨与支架材料之间结合紧密，提示具有良好的骨整合。观察到大量新形成的骨延伸到 Mg 支架材料深处，而 Ti 支架材料中新形成的骨比较局限和分散。这些数据共同表明，与 Ti 支架材料相比，生物活性镁涂层修饰的多孔 Ti-6Al-4V 支架材料表现出更好的成骨活性和骨整合作用。

三、讨论

通过体内实验能提供比支架材料效果更准确的信息，支架材料未来的临床应用仍然需

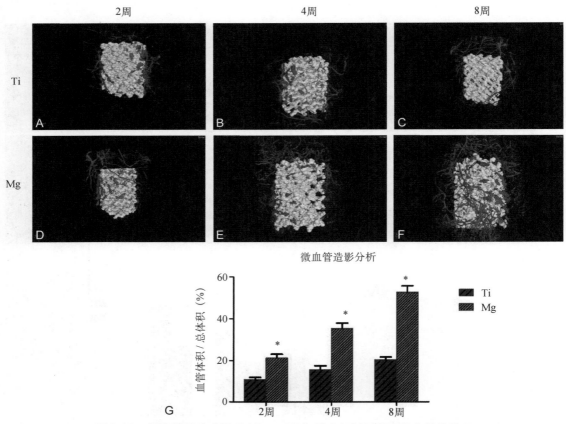

图 8-18   微血管灌注造影后 Micro-CT 扫描支架材料周围的血管化情况

*$P < 0.05$

要体内实验研究的验证。本部分实验研究采用新西兰大白兔的股骨髁部骨缺损模型来评价 Mg 支架材料的长期成骨性能以及早期血管化性能。

术后所有实验兔未出现伤口感染、化脓、缝线脱落等情况，取材观察股骨外侧髁没有出现明显的骨折、空洞、坏死、感染、化脓等情况，表明动物手术成功达到预期，证明了生物活性镁涂层降解引起的 pH 变化和氢气释放对周围组织没有危害。

钙黄绿素、茜素红和四环素能够特异性地标记新生的骨组织，并不会标记已经存在的骨组织。故通过钙黄绿素、茜素红和四环素标记后的荧光强度可以反映新骨生成的情况。12 周取材标本制作切片后在荧光显微镜下观察发现：与 Ti 支架材料相比，Mg 支架材料组钙黄绿素沉积在支架材料的周边更加广阔的区域上。Mg 支架材料组较 Ti 支架材料组具有更强、更宽的茜素红红色荧光分布，表明 Mg 支架材料组具有更多的新骨形成。

本研究利用 Micro-CT 来评估支架材料内的长期新骨生成情况。在 Ti 支架材料组中，新形成的骨主要集中在支架材料的周围，而 Mg 支架材料的新生骨不仅出现在支架材料的周围，还向支架材料的内部进行生长。在植入 9 个月和 12 个月后，Mg 支架材料比 Ti 支架材料周围和支架内部均出现更多的新骨生成（$P < 0.05$）。这些结果表明，生物活性镁涂层修饰的多孔 Ti-6Al-4V 支架材料有效促进了新骨生成，且促进了新生骨组织向支架材料内部的生长。

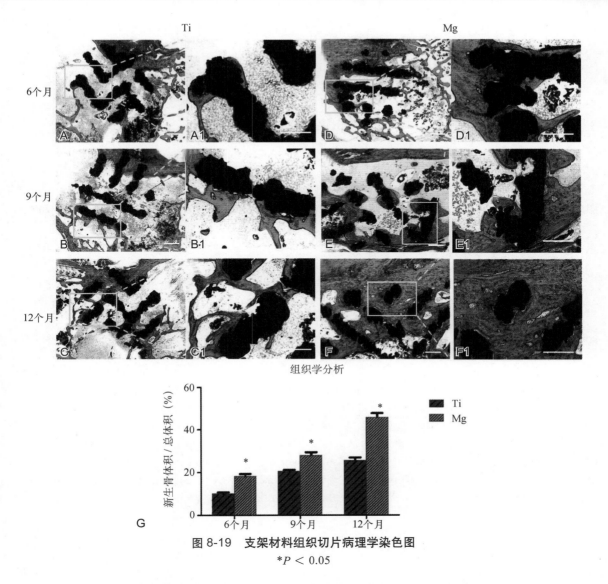

图 8-19　支架材料组织切片病理学染色图

$*P < 0.05$

　　支架材料的早期血管化对于材料的成骨以及存活具有至关重要的作用。支架材料在早期植入后的存活依赖于周围组织提供充足的营养。而周围组织的血管仅能提供最多 200μm 范围内的营养供应，新生骨组织如果要向支架内部生长并存活必须依赖于新生血管的形成并长入支架内部。研究结果发现，与 Ti 支架材料相比，Mg 支架材料周围有大量血管朝着支架材料内部的方向生长。证实了生物活性镁涂层修饰的多孔 Ti-6Al-4V 支架材料可促进支架材料周围的血管形成，这有利于支架材料内部的血管化。

　　进一步采取组织形态学分析评估在不同时间点两种支架材料新骨生成能力。观察到大量的新形成的骨延伸到 Mg 支架材料深处，且新形成的骨与支架材料之间结合紧密，而 Ti 支架材料中新形成的骨比较局限和分散，且中央部分孔隙中生长的骨组织较少且单薄，基本没有骨小梁的形态，而且主要依附在材料的周围。这些数据共同表明，生物活性镁涂层修饰的多孔 Ti-6Al-4V 支架材料表现出更好的成骨活性和骨整合作用。

　　综上所述，通过体内研究证实 Mg 支架材料具备良好的促进新骨生成能力，并且有利于骨组织与支架材料的整合。同时，Mg 支架材料促进了周围组织的血管化，为支架材料内部的新骨生成提供了充分的营养。但是关于支架内部材料的血管化直接研究目前还存在技术上的难度，下一步的研究重点是对生物活性镁涂层修饰的多孔 Ti-6Al-4V 支架材料内部的血管化进行更加直接的研究。

主要参考文献

[1] Hollister S J. Porous scaffold design for tissue engineering. Nature materials, 2005, 4:518-524.

[2] Kokubo T, Yamaguchi S. Novel bioactive materials developed by simulated body fluid evaluation: Surface-modified Ti metal and its alloys. Acta biomaterialia, 2016, 44:16-30.

[3] Karageorgiou V, Kaplan D. Porosity of 3D biomaterial scaffolds and osteogenesis. Biomaterials, 2005, 26:5474-5491.

[4] Martinez Sanchez A H, Luthringer B J, Feyerabend F, et al. Mg and Mg alloys: how comparable are in vitro and in vivo corrosion rates? A review. Acta biomaterialia, 2015, 13:16-31.

[5] Ottria L, Lauritano D, Andreasi Bassi M, et al. Mechanical, chemical and biological aspects of titanium and titanium alloys in implant dentistry. Journal of biological regulators and homeostatic agents, 2018, 32:81-90.

[6] Ryan G, Pandit A, Apatsidis D P. Fabrication methods of porous metals for use in orthopaedic applications. Biomaterials, 2006, 27:2651-2670.

[7] Yu Y, Lu H, Sun J. Long-term in vivo evolution of high-purity Mg screw degradation - Local and systemic effects of Mg degradation products. Acta biomaterialia, 2018, 15, 71:215-224.

[8] Witte F, Kaese V, Haferkamp H, et al. In vivo corrosion of four magnesium alloys and the associated bone response. Biomaterials, 2005, 26:3557-3563.

[9] Zhang Y, X u J, Ruan Y C, et al. Implant-derived magnesium induces local neuronal production of CGRP to improve bone-fracture healing in rats. Nature medicine, 2016, 22:1160-1169.

[10] Zhao D, Huang S, Lu F, et al. Vascularized bone grafting fixed by biodegradable magnesium screw for treating osteonecrosis of the femoral head. Biomaterials, 2016, 81:84-92.

第 9 章

多孔钛合金表面压电陶瓷涂层修饰的
成骨及成血管效应评价

第一节 研究背景简介

对多孔钛合金进行表面涂层改性是改善其生物惰性的主要方法。当前表面改性的方法主要在多孔钛合金表面涂覆仿骨组织成分（如羟基磷灰石）或涂覆刺激成骨的相关因素（如镁元素）。但这些改性方法都忽略了对正常骨组织生理环境的重建，虽然可以早期改善材料与骨组织的整合能力，但长时间植入后依旧存在植入失败的可能。

生理电信号普遍存在于人体细胞和器官中，不仅可以维持正常的生理功能，还可以有效促进伤口愈合或组织修复。人体骨组织作为一种支撑人体重量的器官，可以通过感受周围力学环境的变化产生内生电信号，而这种力电转换特性被称为压电效应。当前骨的压电效应已被证实可有效促进骨组织的再生与修复。然而，骨缺损会导致局部微电环境的破坏，较小的骨缺损很快会因为骨再生而得到恢复，但对于较大的骨缺损，骨再生速度不足以完全填充缺损部位，也不能有效恢复电生理微环境，从而导致缺损部位延迟愈合或不愈合。因此有学者提出在进行骨科植入物设计时，对于骨缺损部位的生理电微环境的恢复也应当足够重视。压电陶瓷材料因具备与骨组织相似的力电转换能力而备受关注。钛酸钡（$BaTiO_3$）是无铅压电陶瓷，最早发现并应用于医学领域。由于其优异的生物相容性，骨整合能力和生物安全性，$BaTiO_3$ 也已在骨科移植物领域得到了研究。但是，$BaTiO_3$ 的机械强度相对不足且脆性较高，同时 3D 打印 $BaTiO_3$ 的技术不够成熟，限制了其在承重部位骨缺损修复中的应用。

当前，越来越多的研究将植入物促进血管生成作用作为评估其植入效果的检验指标之一。成骨和血管生成在空间上是一个相互促进的过程，这种紧密的联系被称为"血管 - 成骨偶联"。多孔材料周围及内部的血管生成可以有效地为骨组织提供营养、氧气等成分，同时带走骨组织代谢的有害产物。当前针对压电效应促进成骨的研究相对较多，但压电效应促进血管生成并未得到足够重视。

本节将介绍一种既具有多孔钛合金的力学特征和开放的孔隙结构，同时还具有 $BaTiO_3$ 力 - 电转换特性的复合材料，重点讲解多孔钛合金表面钛酸钡压电陶瓷涂层的制备，以及通过体外细胞实验和体内椎间融合器植入模型来说明该新型材料对于成骨及成血管的生物学作用，从而探索并制备出一类能够应用于人体承重部位骨缺损修复的新型骨科植入物。

第二节   多孔钛合金支架表面钛酸钡压电陶瓷涂层制备

一、水热合成法制备钛酸钡的原理与优势

水热合成法是一种无机合成的方法，即将反应体系内的一系列化学物质水溶液置于密闭的高压反应釜内，随后将高压反应釜置于保温炉内加热至临界温度并保持一段时间（不同物质时间不同），从而在高压环境中合成所需要的化学物质。水热合成法制备钛酸钡的反应原理主要包括两个方面即：原位扩散机制和溶解 - 沉淀机制。原位扩散是指当将钛基支架置入含有钡离子的溶液后，钡离子直接与钛基发生反应并在其表层形成钛酸钡压电陶瓷层，随后溶液中的钡离子通过已生成的钛酸钡层进一步扩散进入钛基内部并与钛基继续发生化学反应。溶解 - 沉淀是指当钛基置入含有钡离子的溶液后，钛基自身发生溶解，与溶液中的钡离子相互作用后生成钛酸钡的过程。项目组利用原位扩散机制在多孔 Ti-6Al-4V 支架表面制备钛酸钡（$BaTiO_3$）压电陶瓷涂层。

通过水热合成法，我们可以制备出高质量的亚微米级别的细钛酸钡颗粒，其可以适度降低合成过程中所需的温度和压力，从而降低能耗。并且，在合成钛酸钡的过程中，钡元素和钛元素的配比可以准确进行调控。

二、多孔钛合金支架材料表面钛酸钡（pTi/BaTiO₃）涂层的制备及分组

1. 将适量的氢氧化钾和氢氧化钡加入一定量的蒸馏水中，使氢氧化钾和氢氧化钡的浓度都为 0.1mol/L。

2. 将配制好的适量氢氧化钾和氢氧化钡混合液转移入带有聚四氟乙烯内衬的反应釜内。

3. 将上一步中制备好的多孔 Ti-6Al-4V 支架置入含有氢氧化钾和氢氧化钡混合液的反应釜中，保证混合液体必须将多孔 Ti-6Al-4V 支架完全浸没。

4. 将反应釜完全封闭好后，将其转入保温炉内进行加热，待温度达到 180℃ 时停止加热，继续维持该温度 8 小时。

5. 待氢氧化钾和氢氧化钡混合液和多孔 Ti-6Al-4V 支架充分反应后，关闭保温炉，并将反应釜移至室温环境下，约 1 小时后，将反应釜打开，并取出多孔 Ti-6Al-4V 支架。

6. 将上述反应后的多孔 Ti-6Al-4V 支架转入盛有蒸馏水的烧杯中，支架完全没入蒸馏水中，然后将其转入超声波洗涤仪器内，清洗 3 次，每次 15 分钟。随后利用氮气对带有涂层的多孔 Ti-6Al-4V 支架进行干燥，干燥后取出备用。

三、pTi/BaTiO₃ 支架材料的极化处理

将 pTi/BaTiO₃ 支架材料置于 3000V/mm，100℃ 的极化电场 20 分钟，在此过程中保持支架材料的长轴与电场方向相垂直。随后使用准静态 d_{33} 表（ZJ-4AN，Institute of Acoustics，Chinese Academy of Sciences，China）对材料的压电常数 d_{33} 进行检测。

四、多孔钛合金支架修饰前后表面特性的检测

（一）两组材料 SEM 及表面能谱分析结果

使用扫描电镜（SEM）对两组材料的表面形貌进行分析，在高倍镜下（100×）可以观察到两组材料大体形貌无明显差别，表面均有较多的圆形小突起（图 9-1A）。当放大至 10 000× 后，可以发现 pTi 支架表面较为光滑，而 pTi/BaTiO$_3$ 支架表面均匀分布着直径较小的球形颗粒，颗粒直径约为 200nm，这些细小颗粒是在 pTi 支架表面制备的 BaTiO$_3$ 压电陶瓷涂层。随后使用扫描电镜中 X 射线能谱分析模块对材料表面的元素进行分析可以发现，pTi 的元素波峰图及元素列表中我们可以找到 Ti、Al 及 V 元素（图 9-1B），而在 pTi/BaTiO$_3$ 支架表面我们不仅可以找到 Ti、Al 及 V 元素，还可以找到 Ba 元素（图 9-1C）。以上结果间接证明我们在 pTi 表面成功制备了 BaTiO$_3$ 压电陶瓷涂层。

（二）pTi/BaTiO$_3$ 材料的 XRD 检测结果

通过上述扫描电镜及能谱分析结果初步验证了我们在 pTi 表面制备了 BaTiO$_3$ 压电陶瓷涂层。为进一步证实 Ba 元素是以 BaTiO$_3$ 分子形式存在，我们继续使用 X 射线衍射仪（XRD）对 pTi/BaTiO$_3$ 材料进行检测。由图 9-2 可以发现，经过水热合成处理后，pTi 表面出现了 BaTiO$_3$ 立方相。通过扫描电镜，能谱分析和 XRD 检测共同证实了我们成功地在 pTi 表面制备了 BaTiO$_3$ 压电陶瓷涂层。

（三）两组材料的亲水性检测

本研究通过观察两组材料与水滴所形成的水接触角来观察材料的亲水性。由图 9-3 可以发现，水滴在 pTi 材料表面呈半圆形，此时水接触角较大，而在 pTi/BaTiO$_3$ 材料表面，水接触角要明显小于 pTi 材料。对两组材料的水接触角做统计学分析发现，pTi/BaTiO$_3$ 的水接触角为 $40.22° \pm 1.38°$，而 pTi 的水接触角为 $77.28° \pm 3.47°$，pTi/BaTiO$_3$ 的水接触角明显小于 pTi 材料（$P < 0.05$）。这证明 pTi/BaTiO$_3$ 材料的亲水性更好，这可以有效提高材料表面细胞的黏附、增殖及分化的能力。

（四）pTi/BaTiO$_3$ 材料的压电性能检测

在对 pTi/BaTiO$_3$ 材料进行极化处理后，使得材料表面的 BaTiO$_3$ 晶体具有极性，从而产生方向一致的电势。通过检测其压电常数 d_{33} 发现，该材料的压电常数较小，为 0.7pC/N。但这一压电常数与人体自然骨最低 d_{33} 相同，基本可以满足其在体内的应用。随后通过压电力显微镜（PFM）对 pTi/BaTiO$_3$ 材料的压电性能进行检测。通过图 9-4 可以发现，随着探针输出的电压的改变（$-10V \sim 10V$），材料表面 BaTiO$_3$ 晶体的振幅也在由 0pm 逐渐向两侧增加，相位也在随着输出电压的改变而发生变化。图 9-4C 为压电材料所特有的经典"蝴蝶曲线"，进一步证明极化后的 pTi/BaTiO$_3$ 材料具有压电效应。对 pTi 和 pTi/BaTiO$_3$ 材料表面 ζ- 电位进行检测发现，pTi 的 ζ- 电位约为 0mV，而 pTi/BaTiO$_3$ 材料表面 ζ- 电位约为 $-30mV$。

五、讨论

在众多骨科植入材料中，钛合金因其较好的力学性能而得到广泛使用。但随着对钛合金研究的深入，研究人员发现其较高的弹性模量和生物惰性使得骨 - 钛合金界面容易出现骨整合不良的现象。因此，针对提高钛合金骨整合能力的研究也越来越多。当前，公认的

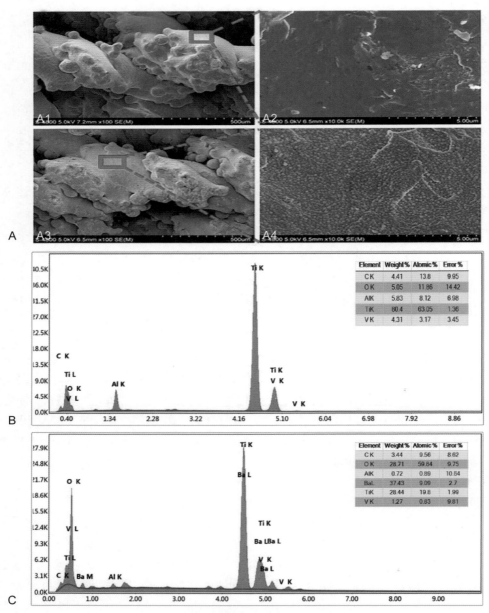

图 9-1 两组材料 SEM 及表面能谱分析

A. pTi 及 pTi/BaTiO₃ 支架表面扫描电镜图，其中 A1、A3 分别为 pTi 及 pTi/BaTiO₃ 在 100 倍时材料表面形貌图，A2、A4 分别为 pTi 及 pTi/BaTiO₃ 在 10 000 倍时材料表面图；B. pTi 材料表面能谱分析元素波峰图及元素列表；C. pTi/BaTiO₃ 材料表面能谱分析元素波峰图及元素列表

可以提高钛合金骨整合能力的方法主要由两种：①改变钛合金的空间构型，即多孔钛合金，这样既可以降低钛合金的弹性模量，又为骨与血管的长入提供了空间，使得植入物与周围组织形成机械的锁固结构；②对钛合金进行表面改性，提高钛合金的生物活性以促进骨再生与修复。

3D 打印技术可以制备出具有精确空间构型的多孔钛合金，在此基础上，不断有研

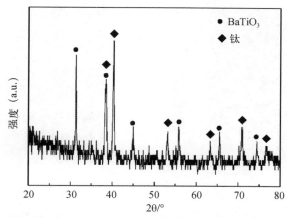

图 9-2　pTi/BaTiO$_3$ 材料的 XRD 检测图中小圆点处波峰代表 BaTiO$_3$ 立方相，菱形处波峰代表 Ti-6Al-4V 立方相

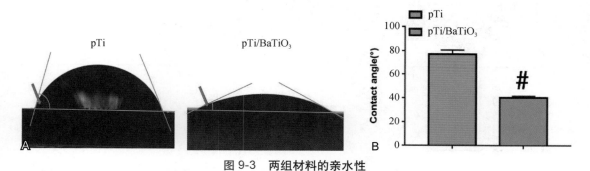

图 9-3　两组材料的亲水性

A. pTi 及 pTi/BaTiO$_3$ 材料表面水接触角结果图；B. pTi 及 pTi/BaTiO$_3$ 材料表面水接触角统计结果柱状图。红色箭头所指角度为水接触角。$n=6$，# 表示差异有统计学意义，$P < 0.05$

究人员通过改善多孔钛合金的空间构型来提高其骨传导和成骨能力。有研究显示，孔径大小的改变可使得钛合金的弹性模量发生改变，同时也会导致植入物的骨长入和骨整合能力出现差异。本课题组通过长期对多孔钛合金孔隙结构进行研究发现，600μm 的孔径大小具有最佳的骨长入效果。因此在本研究中，使用 3D 打印技术制备了孔径大小约为 600μm 的多孔钛合金，且通过对其进行水热处理和极化处理均未改变其空间结构。

　　钛酸钡压电陶瓷作为一种可以实现力电转换的新型材料，在骨科植入物研究领域越来越受到研究人员的关注。当前针对 BaTiO$_3$ 压电陶瓷制备的骨科植入物种类众多，且研究证实采用纳米 BaTiO$_3$ 颗粒参与制备的压电复合材料能够有效促进成骨分化和细胞增殖，从而有效提高骨愈合和新骨生成速度。但当前研究所制备的含 BaTiO$_3$ 的骨科植入物均达不到多孔钛合金的力学强度。因此，本研究通过在最优空间构型的多孔钛合金表面制备 BaTiO$_3$ 压电陶瓷涂层，使这种复合材料既具有多孔钛合金的力学强度和开放的孔径结构，又具有 BaTiO$_3$ 压电陶瓷的力电转换能力。

　　当前在金属表面制备 BaTiO$_3$ 压电陶瓷涂层的研究较少，制备方法也存在较多争议。通过喷涂的方法在材料表面制备的 BaTiO$_3$ 压电陶瓷涂层存在涂层分布不均匀，容易产生

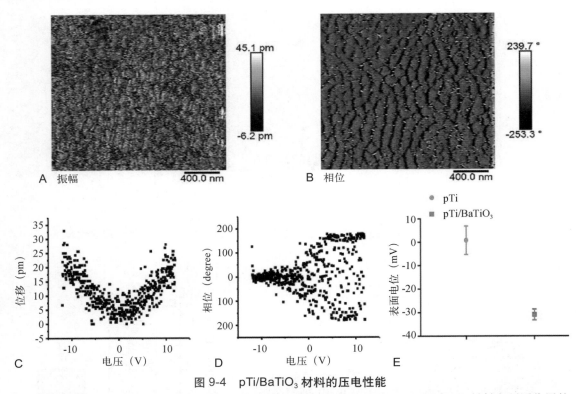

图 9-4　pTi/BaTiO₃ 材料的压电性能

A 和 B. pTi/BaTiO₃ 材料的原子力显微镜振幅（A）和相（B）图；C 和 D. pTi/BaTiO₃ 材料上不同位置的 PFM 转换的位移幅度（C）和相位（D）；E 为 pTi 和 pTi/BaTiO₃ 材料表面 ζ- 电位

裂纹及涂层与材料结合不紧密等问题，严重限制了植入材料的生物学研究与应用。有研究表明，采用低温湿化学法制备的 BaTiO₃ 颗粒具有更高的结晶度、更好的化学均一性和纳米级的粒径，从而有效提升 BaTiO₃ 颗粒压电性能。其中，水热合成法被认为是制备 BaTiO₃ 颗粒较合理的方法。因此，本研究选用水热合成法在多孔钛合金制备 BaTiO₃ 压电陶瓷涂层，通过扫描电镜我们还可以发现 pTi 材料表面表面光滑平整，而 pTi/BaTiO₃ 材料表面均匀分布着直径约为 200nm 的圆球形颗粒。有研究显示，材料表面的粗糙度对于组织细胞的黏附、增殖及分化能力有一定的影响，同时材料表面纳米结构也可有效促进细胞的增殖分化。此外，材料表面的水接触角可反映材料的亲水性能。水接触角越大，亲水性越差；反之则亲水性越好。因为组织或细胞是生活在水环境中的，因此亲水性越好，越有利于组织细胞的增殖分化。而本研究所制备的 pTi/BaTiO₃ 材料相较传统的 pTi 材料明显有更好的亲水性。因此，pTi/BaTiO₃ 材料的表面形貌较 pTi 具有更好的生物活性。

为进一步判断这种新型材料的力电转换性能，对其进行极化处理后测试其压电常数 d_{33}，发现 pTi/BaTiO₃ 的 d_{33} 与人体自然骨的最低 d_{33} 相同。因为本研究仅在多孔 Ti-6Al-4V 支架表面制备了一层较薄的 BaTiO₃ 压电陶瓷涂层，BaTiO₃ 含量较少，因此导致其力电转换能力较弱，但考虑到 pTi/BaTiO₃ 作为一种不可降解材料，植入人体后会长期存在，因此与人体自然骨的最低 d_{33} 相似会更加安全。为进一步证实其压电性能，对 pTi/BaTiO₃ 材料使用压电力显微镜检测，可以发现随着探针输出电压的变化，钛酸钡晶体也会出现振幅和相位的改变，这说明 pTi/BaTiO₃ 材料作为一种新型材料，具有明显的压电效应。

以上结果及项目组前期研究结果共同证实了本研究所制备的新型材料可以同时具备多孔钛合金的力学支撑和开放孔隙特性及压电陶瓷的力电转换特征。这将为人体承重部位骨缺损后骨修复提供有效的力学支撑以及仿生的生理微电环境，从而促进骨组织的再生与修复。

第三节　体外细胞学及分子生物学评价

骨缺损修复涉及骨组织与骨内血管的再生。骨与血管在材料内部的长入及再生主要是由成骨细胞和血管内皮细胞黏附在材料外表面，并通过增殖和迁移的作用黏附在整个材料的孔隙内部。在此过程中，还伴随着成骨细胞的成骨分化和血管内皮细胞的血管化。因此，在进行体外细胞学实验时，观察材料对于细胞的募集、黏附、增殖及分化作用可以有效模拟体内的骨修复过程。本部分研究分别使用骨髓间充质干细胞（MSCs）和人脐静脉内皮细胞（HUVECs）进行体外成骨及成血管评价。

一、细胞在支架材料上接种及实验分组

MSCs 及 HUVECs 在支架材料上接种前，先对支架进行灭菌处理，灭菌方法为 ^{60}Co 射线照射灭菌，灭菌后的支架材料在密闭环境下可放置 5 天，5 天后重新灭菌。将灭菌的支架转移至 24 孔板中，随后加入 400μl PBS 缓冲液在细胞培养箱中放置 24 小时，提前预湿支架有利于细胞在孔隙内部的横梁上贴附。待 MSCs 及 HUVECs 融合至 80%～90%，弃去培养基，使用 PBS 缓冲液缓慢冲洗残余培养基，加入适量 0.25%EDTA 胰酶（确保完全覆盖细胞），细胞培养箱放置 1～2 分钟，待细胞分散后加 2 倍于 0.25%EDTA 胰酶的完全培养基终止消化，将细胞悬液移入 15ml 离心管中离心，离心结束后弃上清，加入完全培养基吹打混匀。随后进行细胞计数，调整细胞浓度至 1×10^5/ml。使用微量移液枪将 200μl 细胞悬液缓慢滴于支架表面，2 分钟后再次缓慢滴加 300μl 细胞悬液。随后将细胞转入细胞培养箱进行培养。

本研究根据多孔钛合金表面是否涂覆 BaTiO₃ 压电陶瓷涂层，以及是否对 BaTiO₃ 压电陶瓷涂层进行极化处理分为三组：① 单纯多孔 Ti-6Al-4V 支架（pTi）；② BaTiO₃ 压电陶瓷涂层修饰后的多孔 Ti-6Al-4V 支架，未极化 [pTi/BaTiO₃（unpoled）]；③ BaTiO₃ 压电陶瓷涂层修饰后的多孔 Ti-6Al-4V 支架，极化 [pTi/BaTiO₃（poled）]。体外动态加压培养使用的是第四军医大学口腔医院自主研发的体外动态加压装置（图 9-5），其中加压范围为 0～150kPa；加压时间为 1h/d；加压频率为 0.1Hz。

二、三组材料对 MSCs 及 HUVECs 细胞增殖活力的影响

项目组通过 CCK-8 检测 MSCs 及 HUVECs 细胞的增殖活力。两种细胞分别在培养的第 0 天、第 2 天、第 4 天、第 6 天进行检测。图 9-6 显示 MSCs 及 HUVECs 细胞分别在第 0 天时三组的吸光度相同，证明细胞接种的初始浓度相同。图 9-6A 为 MSCs 细胞增殖活力曲线，可以发现在培养第 2 天时，三组的增殖活力没有明显差异，但在第 4 天和第 6 天时，pTi/BaTiO₃（poled）组的细胞增殖活力明显强于 pTi/BaTiO₃（unpoled）及 pTi 组（$P < 0.05$），同时 pTi/BaTiO₃（unpoled）组的细胞增殖活力也要优于 pTi 组（$P < 0.05$）。图

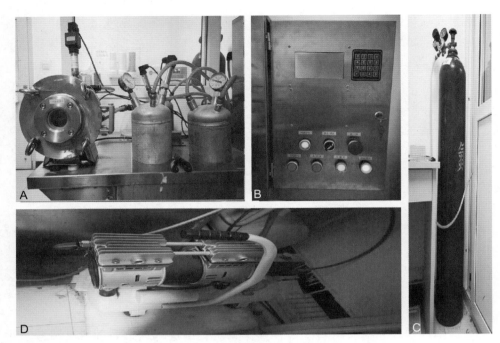

图 9-5   体外动态加压装置
A. 压力培养箱；B. 控制面板；C. 储气罐；D. 压缩泵

9-6B 为 HUVECs 细胞增殖活力曲线，在培养的第 2 天、第 4 天和第 6 天，pTi/BaTiO$_3$（poled）组的细胞增殖活力最高，明显高于其他两组（$P < 0.05$）；而 pTi/BaTiO$_3$（unpoled）组的细胞增殖活力在第 4 天和第 6 天时也要优于 pTi 组（$P < 0.05$）。

三、三组材料对 MSCs 及 HUVECs 细胞凋亡的影响

为进一步检查三组材料对于 MSCs 及 HUVECs 细胞的毒性作用，使用流式细胞仪检测不同条件下细胞的凋亡率。图 9-7A 分别为 MSCs 及 HUVECs 流式细胞仪检测结果

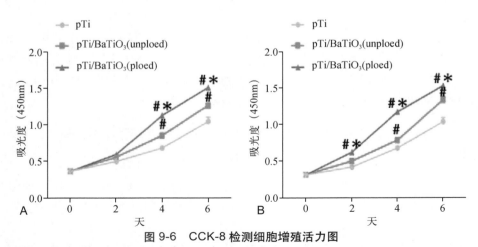

图 9-6   CCK-8 检测细胞增殖活力图
A 和 B 分别为 MSCs 和 HUVECs 细胞在培养第 0 天、第 2 天、第 4 天和第 6 天的细胞增殖活力曲线。n=3，#$P < 0.05$ vs.pTi group；*$P < 0.05$ vs.pTi/BaTiO$_3$（unpoled）group

图。由图可以发现，两组细胞在不同条件下培养至第 5 天时，所有细胞均处于较高的活性，其中 MSCs 正常细胞所占百分比为 96%～97%，而 HUVECs 正常细胞所占百分比在 85%～87%。进一步对凋亡细胞百分比进行统计学分析发现（图 9-7B 和 C），MSCs 三组细胞凋亡率分别为 pTi（2.3%±0.721%），pTi/BaTiO$_3$（unpoled）（2.1%±0.557%），pTi/BaTiO$_3$（poled）（2.0%±0.608%），三组细胞凋亡率无明显差异（$P > 0.05$）；而 HUVECs 三组细胞凋亡率分别为 pTi（14.1%±0.400%），pTi/BaTiO$_3$（unpoled）（13.4%±1.096%），pTi/BaTiO$_3$（poled）（12.8%±0.500%），三组细胞凋亡率无明显差异（$P > 0.05$）。

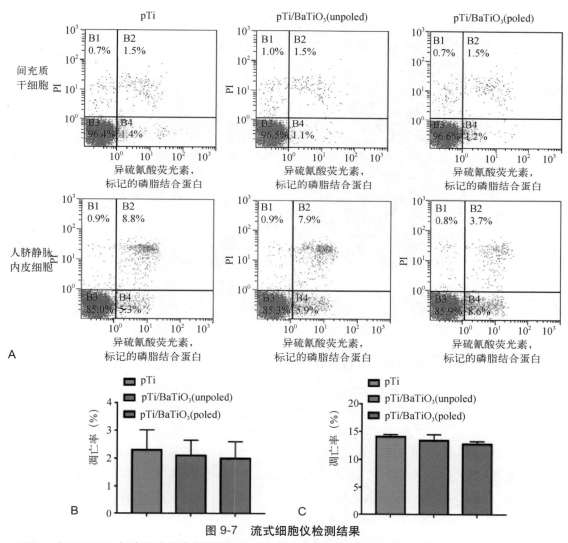

图 9-7　流式细胞仪检测结果

A. MSCs 及 HUVECs 细胞流式细胞仪检测结果图，其中红色小点为检测细胞，B1～B4. 象限分别代表死亡细胞，晚期凋亡细胞，正常细胞及早期凋亡细胞；B. MSCs 在三组支架材料上培养 5 天后的凋亡率统计图；C. HUVECs 在三组支架材料上培养 5 天后的凋亡率统计图。$n=3$

四、MSCs 及 HUVECs 细胞在三组材料上细胞形态观察

由图 9-8 可以发现，在细胞培养 2 天后，各组细胞在材料上铺展状态较好，证明细胞存活状态较好。pTi/BaTiO$_3$（poled）组的 MSCs 细胞与其他两组细胞相比较，细胞表面积更大，细胞铺展状态更好，同时可见细胞表面有更多的细胞外基质且伸出更多的丝状伪足，证明 pTi/BaTiO$_3$（poled）组的 MSCs 细胞更好地向成骨细胞方向分化。pTi/BaTiO$_3$（unpoled）组的 MSCs 细胞较 pTi 组细胞膜表面也可见更多的细胞外基质，证明其成骨分化能力也高于 pTi 组。对于 HUVECs 细胞，三组在形态上并无明显差异，细胞形态呈现鹅卵石样，证明其细胞活性较高。

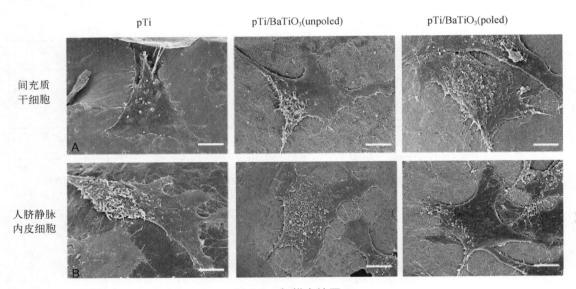

图 9-8　扫描电镜图

图中上层为 MSCs 细胞在扫描电镜下的形态，下层为 HUVECs 细胞在扫描电镜下的形态。Scale bar=100μm

五、三组材料对 MSCs 及 HUVECs 细胞侵袭能力的影响

MSCs 募集在骨组织再生和修复中起到重要作用，HUVECs 的侵袭能力也是伤口修复的关键因素。由图 9-9A 可以发现，pTi/BaTiO$_3$（poled）组 MSCs 及 HUVECs 细胞在电驱性的作用下，有更多的细胞穿到 Transwell 小室下层，证明 pTi/BaTiO$_3$（poled）材料对 MSCs 及 HUVECs 细胞均有一定的募集作用。图 9-9B 为三组材料下两种不同细胞的侵袭细胞数量的统计结果图，可以发现 pTi/BaTiO$_3$（poled）材料的 MSCs（109±14）及 HUVECs（160±22）细胞侵袭数量明显高于其他两组（$P < 0.05$），而 pTi/BaTiO$_3$（unpoled）组的 MSCs（19±3）及 HUVECs（36±8）与 pTi 的 MSCs（19±5）及 HUVECs（37±6）细胞侵袭数量则无明显差异（$P > 0.05$）。

六、三组材料对 MSCs 成骨分化的影响

为检测三组材料对 MSCs 成骨分化的影响，我们进行茜素红染色、ALP 活性检测及

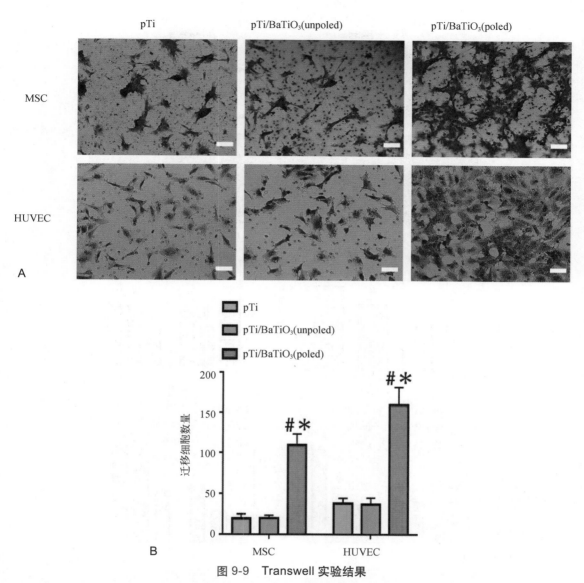

图 9-9　Transwell 实验结果

A. MSCs 及 HUVECs 细胞穿过 Transwell 小室后的采集图像；B. 穿过 Transwell 小室的细胞数量统计图。Scale bar=100 μm。n=3，#$P < 0.05$ vs.pTi group；*$P < 0.05$ vs.pTi/BaTiO$_3$（unpoled）group

RT-PCR 检测成骨相关基因表达实验。

　　图 9-10 A 和 B 为茜素红染色结果，其中 A 为整体图，B 为局部图。从茜素红染色结果我们可以发现，pTi/BaTiO$_3$（poled）材料表面的钙结节形成量要显著多于 pTi/BaTiO$_3$（unpoled）及 pTi 组，而 pTi/BaTiO$_3$（unpoled）较 pTi 材料表面钙结节形成量也要明显增多；进一步使用半定量分析可以发现（图 9-10C），pTi/BaTiO$_3$（poled）钙结节含量最高，其次为 pTi/BaTiO$_3$（unpoled），差异有统计学意义（$P < 0.05$）。pTi/BaTiO$_3$（poled）组细胞的 ALP 活性分别在第 7 天及第 14 天明显高于其他两组，差异有统计学意义（$P < 0.05$）；而 pTi/BaTiO$_3$（unpoled）组细胞的 ALP 活性也在第 7 天及第 14 天要高于 pTi 组，差异有

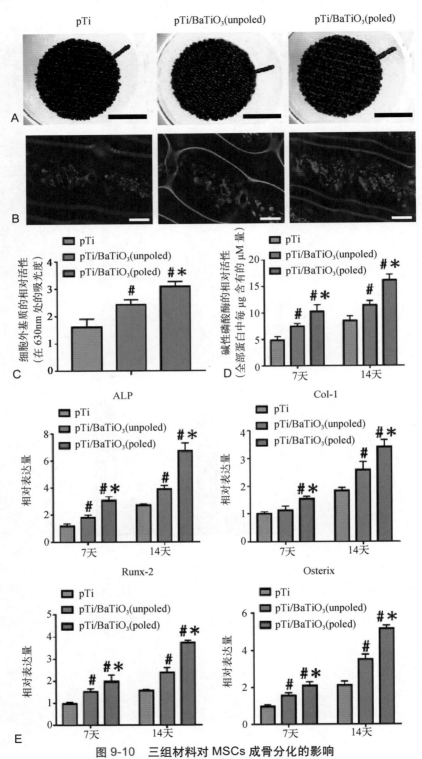

图 9-10   三组材料对 MSCs 成骨分化的影响

A. 茜素红染色后支架材料表面钙结节形成大体图；B. 茜素红染色后支架材料表面钙结节形成局部图；C. 半定量分析不同支架表面钙结节形成量的统计图；D. 三组材料上 MSCs 细胞的 ALP 活性统计图；E. 三组材料上 MSCs 细胞成骨相关基因表达统计图。Scale bar，black=5 mm，white=100μm。$n=3$，$\#P < 0.05$ vs.pTi group；$*P < 0.05$ vs.pTi/BaTiO$_3$（unpoled）group

统计学意义（$P < 0.05$）（图 9-10D）。

进一步使用 RT-PCR 检测 MSCs 成骨相关基因（ALP，Runx2，Col-1 和 Osterix）表达（图 9-10E）。与 pTi/BaTiO$_3$（unpoled）及 pTi 组相比，pTi/BaTiO$_3$（poled）组 MSCs 细胞的 ALP、Runx2、Col-1 和 Osterix 基因在第 7 天和第 14 天时表达明显更高（$P < 0.05$）。与 pTi 组相比，pTi/BaTiO$_3$（unpoled）组 MSCs 细胞的 ALP、Runx2 和 Osterix 基因在第 7 天和第 14 天时表达明显更高（$P < 0.05$）。pTi/BaTiO$_3$（unpoled）组的 Col-1 基因水平在第 7 天时与 pTi 比无明显差异（$P > 0.05$），但在第 14 天时明显高于 pTi 组（$P < 0.05$）。

七、三组材料对 HUVECs 细胞分泌 VEGF 及 PDGF–bb 的影响

VEGF 和 PDGF-bb 被认为是血管生成相关的分泌蛋白。在本研究中，我们使用 ELISA 检测第 5 天 HUVECs 分泌的 VEGF 和 PDGF-bb 含量。由图 9-11 可以发现，pTi/BaTiO$_3$（poled）组 HUVECs 细胞分泌 VEGF 和 PDGF-bb 能力最高，明显高于其他两组（$P < 0.05$），同时，pTi/BaTiO$_3$（unpoled）分泌 PDGF-bb 的能力也要高于 pTi 组（$P < 0.05$），但分泌 VEGF 的能力与 pTi 组相似（$P > 0.05$）。

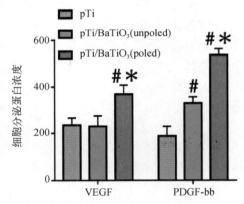

图 9-11　ELISA 检测结果。使用 ELISA 检测三组支架材料对于 HUVECs 细胞分泌 VEGF 及 PDGF-bb 的影响。$n = 3$，#$P < 0.05$ vs.pTi group；*$P < 0.05$ vs.pTi/BaTiO$_3$（unpoled）group

八、讨论

骨缺损修复涉及骨组织与骨内血管的再生。骨与血管在材料内部的长入及再生主要是由 MSCs 和 HUVECs 黏附在材料外表面，并通过增殖和迁移的作用黏附在整个材料的孔隙内部。在此过程中，还伴随着 MSCs 向成骨细胞的分化和 HUVECs 的血管生成。因此，在进行体外细胞学实验时，观察材料对于细胞的募集、黏附、增殖及分化作用可以有效模拟体内的骨修复过程。

通过本章第二节内容，我们发现 pTi/BaTiO$_3$ 支架与表面相对平滑的 pTi 相比，pTi/BaTiO$_3$ 支架表面均匀分布着球形颗粒且颗粒直径约为 200nm，同时 pTi/BaTiO$_3$ 支架也具有更高亲水性。以上结果显示，即使 pTi/BaTiO$_3$ 支架不具有压电效应，也较 pTi 支架有更高的生物活性。为验证这一假设，我们将 MSCs 及 HUVECs 细胞接种于未极化的 pTi/BaTiO$_3$ 支架 [pTi/BaTiO$_3$（unpoled）] 与单纯多孔钛合金支架上（pTi），并分别比较两种

支架对于 MSCs 及 HUVECs 细胞的成骨及成血管作用。研究结果表明，细胞可较好地黏附于两种支架上，且细胞活性较高。pTi/BaTiO$_3$（unpoled）支架的两种细胞的增殖活性要明显高于 pTi 组。在成骨分化及成血管方面，pTi/BaTiO$_3$（unpoled）组的 MSCs 细胞的 ALP 活性更高，ECM 矿化能力更明显，成骨相关基因表达也更高，pTi/BaTiO$_3$（unpoled）组的 HUVECs 分泌的 PDGF-bb 也要明显高于 pTi。这说明通过在多孔 Ti-6Al-4V 表面制备 BaTiO$_3$ 压电陶瓷涂层改变了其表面形貌，使其更有利于支架的成骨及成血管作用。但使用 Transwell 实验来观察两组支架对于 MSCs 及 HUVECs 细胞的募集作用发现，pTi/BaTiO$_3$（unpoled）支架和 pTi 支架对于细胞的募集作用无明显差别。因实验检测方法的限制，Transwell 实验结果只能证明两组材料对于细胞募集作用无差别，并不能证明材料本身对于细胞迁移能力的影响。有研究显示，不同的生物材料表面形貌对于细胞的迁移能力有一定影响，更为粗糙的表面形貌对于细胞形态变化作用更明显，而细胞形态的变化会引起细胞骨架的重组，进而影响细胞的在支架表面的迁移能力。因此我们认为，pTi/BaTiO$_3$（unpoled）支架可能较 pTi 更容易促进细胞的迁移。

除改变其表面形貌外，使多孔 Ti-6Al-4V 材料具有压电效应，通过仿生电磁场促进成骨和成血管是本研究的重点。当前将 BaTiO$_3$ 压电陶瓷作为骨科移植材料的研究主要集中在复合的压电材料。有学者将纳米钛酸钡压电陶瓷与 P（VDF-TrFE）掺杂制备出具有压电效应的一种仿生膜，其表面电位可以达到 −76.8mV，这与人体正常细胞表面电位相似，因此此种复合材料在体内及体外试验中均被证实可有效促进成骨，但此种材料力学性能差，不能作为人体承重部位植入物使用。而本研究制备的 pTi/BaTiO$_3$（poled）材料表面电位虽然牺牲了材料的部分压电性能，但其压电常数也与人体自然骨最低压电常数相同，可以满足其在体内的应用，更重要的是该材料还保留了多孔钛合金的力学优势。该部分实验均对细胞进行动态加压培养，模拟了体内骨组织的受力环境，使得 pTi/BaTiO$_3$（poled）处于受力环境而产生电磁场。本实验的研究结果与其他关于 BaTiO$_3$ 压电陶瓷促进成骨的实验结果相一致，均促进了 MSCs 的增殖、成骨分化及通过电驱性对 MSCs 起到了募集的作用。

当前针对压电效应促进血管化的研究较少，而大部分则是通过外加电磁场来促进血管化。有研究显示外加电刺激通过刺激成纤维细胞生长因子 2（FGF2）的分泌，通过 MAPK/ERK 信号通路促进 HUVEC 的血管生成；也有研究显示，在小鼠后肢缺血模型中，ES 还可以上调血管生成旁分泌因子的表达，例如基质细胞衍生因子 -1α，来促进血管生成。在本研究中，我们证实了钛酸钡压电陶瓷在体外动态加压的条件下，可以有效促进 HUVECs 的 VEGF 及 PDGF-bb 的分泌，而这两种蛋白对于成血管起到重要作用。同时压电效应还可促进 HUVECs 增殖与侵袭能力，这也是成血管过程中的重要环节。因此本实验制备的这种新型材料可有效提高 HUVECs 的成血管效应。

因此，本部分实验证实了具有压电效应的钛酸钡压电陶瓷涂层修饰的多孔 Ti-6Al-4V 支架可通过改变材料表面形貌和产生内生电场来有效促进 MSCs 及 HUVECs 的增殖活性，同时还可促进 MSCs 的成骨分化与 HUVECs 的成血管过程。

第四节　动物体内成骨及成血管效应评价

一、实验分组及手术过程

（一）实验分组

本部分研究根据使用椎间融合器的不同分为 3 组：①单纯多孔 Ti-6Al-4V 融合器（pTi）；② BaTiO$_3$ 压电陶瓷涂层修饰后的多孔 Ti-6Al-4V 融合器，未极化 [pTi/BaTiO$_3$（unpoled）]；③ BaTiO$_3$ 压电陶瓷涂层修饰后的多孔 Ti-6Al-4V 融合器，极化 [pTi/BaTiO$_3$（poled）]。

（二）术前准备

术前 24 小时对羊禁食，12 小时禁水。使用陆眠灵 Ⅱ 肌内注射麻醉，剂量为 0.09ml/kg。麻醉后对羊进行称重、编号，并剃毛暴露出手术部位皮肤。随后将羊仰卧固定在特制的手术台上，使用碘伏消毒，消毒部位扩大至整个颈部。整个手术过程在无菌的大动物实验手术室完成。

（三）手术过程及术后处理（图 9-12A ～ C）

1. 术前使用 C 臂机对羊颈椎的颈 3 ～颈 5 椎体进行定位。

2. 手术入路采用颈前入路，在颈前正中线纵行开一 3 ～ 5cm 切口，逐层显露皮肤、筋膜、肌肉，最后使用骨膜剥离器剥离附着在椎体上的软组织，显露出椎体及椎间隙。显露过程中要注意保护颈部气管、食管及大动静脉。

3. 使用咬骨钳咬去突起的骨脊，显露出椎间盘，使用尖刀切开椎间盘的纤维组织，使上下椎体可以部分分离，采用椎间撑开器进一步撑大上下椎体间隙，使得椎间隙完全暴露。使用摆锯和磨砖处理上下终板，使得上下终板距离约为 6mm，并尽可能清除干净椎间隙内的纤维组织。

4. 将实验一制备的椎间融合器使用 ^{60}Co 消毒后随机植入椎间隙。移除椎间撑开器，确保椎间融合器紧贴上下终板。

5. 使用颈前路钢板固定 C$_3$ ～ C$_4$ 与 C$_4$ ～ C$_5$ 椎体。过氧化氢消毒，生理盐水冲洗干净后放置明胶海绵。逐层缝合肌肉、筋膜和皮肤。

6. 术后待羊从麻醉状态苏醒后将其安置于动物饲养室饲养。为确保术后无感染，术后每日肌内注射头孢曲松钠，1g/d，连续注射 5 天。

（四）标本取材

在术后 4 个月和 8 个月分别对不同组的羊颈椎进行取材，使用陆眠灵 Ⅱ 肌内注射麻醉后缓慢放血处死。其中 12 只羊用于成骨检测，12 只羊用于成血管检测。随后对标本使用 4% 多聚甲醛固定 2 周，剔除周围组织，拆除钢板，以融合器为中心切割 2cm × 2cm × 2cm 骨组织块。

（五）离体颈椎血管造影及血管可视化观察

对羊颈椎进行取材后，迅速在两侧的椎间孔中寻找椎动脉，随后将合适直径的软管插入两侧椎动脉（图 9-12D），并用含肝素钠（50U/ml）的生理盐水通过用 50ml 注射器冲洗椎体血管，防止血栓形成。冲洗约 2L 后，再使用 2L 4% 多聚甲醛缓慢冲洗血管壁，对血管壁形态进行固定。然后再使用 50ml 注射器通过两侧椎动脉灌注 Microfil 造影剂，一

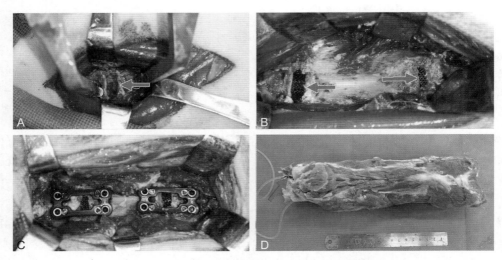

图 9-12　羊椎间融合器植入过程及椎体血管造影

A. 为显露的椎间隙（红色箭头）；B. 为植入多孔钛合金椎间融合器（红色箭头）；C. 为前路钢板固定；D. 为颈椎椎体血管造影（红色箭头指示为将软管置入椎动脉部分）

个颈椎灌注约 150ml Microfil 造影剂。灌注完成后将椎体放入 4℃冰箱过夜，使血管内的 Microfil 造影剂凝固。随后将标本在 4% 多聚甲醛中固定 2 周后，使用 10%EDTA 脱钙液进行脱钙 3 个月。待脱钙完成后可进行材料周围及材料内部的血管可视化观察。对于材料外部血管，使用 Micro-CT 扫描，根据造影剂与脱钙后组织不同的灰度进行区分。对于材料内部血管观察，使用硬组织切片切取厚度约为 300μm 的切片，在绿色荧光背景下用显微镜观察材料内部血管。

二、X 线及 Micro-CT 扫描结果

由图 9-13A 可以发现，在 4 个月和 8 个月时，椎间融合器植入的效果较好，融合器未出现位移、断裂或压缩，同时也可发现大部分标本中前路固定钢板已被骨组织包绕，没有出现螺钉退出现象。在植入 4 个月时，不同组的多孔钛合金融合器周围均有新生骨形成，但 pTi 组植入物周围可以看到明显的透光区域，而 pTi/BaTiO$_3$（unpoled）组植入物周围的透光区域就要明显小于 pTi 组，pTi/BaTiO$_3$（poled）组几乎可以看到骨与植入物完全融合，但依旧可以看到较小的透光区域。在 8 个月时，所有植入物均与周围骨组织紧密贴合，但是 pTi 组还存有较小的透光区域，pTi/BaTiO$_3$（unpoled）组与 pTi/BaTiO$_3$（poled）组已经达到完全融合。进一步对椎体融合进行等级评估发现（图 9-13B），4 个月时，pTi 组有 1 例部分融合，5 例未融合，pTi/BaTiO$_3$（unpoled）组有 3 例部分融合，3 例未融合，pTi/BaTiO$_3$（poled）组有 1 例完全融合，4 例部分融合，1 例未融合；8 个月时，pTi 组有 3 例完全融合，2 例部分融合，1 例未融合，pTi/BaTiO$_3$（unpoled）组有 5 例完全融合，1 例部分融合，pTi/BaTiO$_3$（poled）6 例均完全融合。

对所取得的标本使用 Micro-CT 扫描，观察材料内部的骨组织长入情况。由图 9-13C 可以发现，材料内部骨长入随着时间的增长，8 个月时各组材料（白色）内部的骨组织（黄色）明显多于 4 个月。在 4 个月时可以看到 pTi 组内部的骨组织含量较少，且并没有明显地向

中心区域生长，而 pTi/BaTiO$_3$ (unpoled) 组和 pTi/BaTiO$_3$ (poled) 组在材料的最中心区域可明显观察到骨组织，且 pTi/BaTiO$_3$ (poled) 要多于 pTi/BaTiO$_3$ (unpoled)；在 8 个月时，pTi 组材料内部骨组织含量依旧较少，但在可以观察到骨组织，而 pTi/BaTiO$_3$ (unpoled) 组和 pTi/BaTiO$_3$ (poled) 组材料内部骨组织相对更为密集，pTi/BaTiO$_3$ (poled) 组材料内部骨组织几乎塞满整个材料的内部孔隙。随后计算各组在不同时间点的骨体积分数（BV/TV）（图 9-13D），发现 pTi/BaTiO$_3$ (poled) 的骨体积分数分别在 4 个月（13.41%±1.24%）和 8 个月（24.06%±2.80%）时，明显高于 pTi/BaTiO$_3$ (unpoled) 在 4 个月（8.33%±0.82%）和 8 个月（18.03%±1.65%）时以及 pTi 在 4 个月（3.86%±1.09%）和 8 个月（11.26%±1.03%）时的骨体积分数（$P < 0.05$），且 pTi/BaTiO$_3$ (unpoled) 的骨体积分数在 4 个月和 8 个月时也高于 pTi 组（$P < 0.05$）。

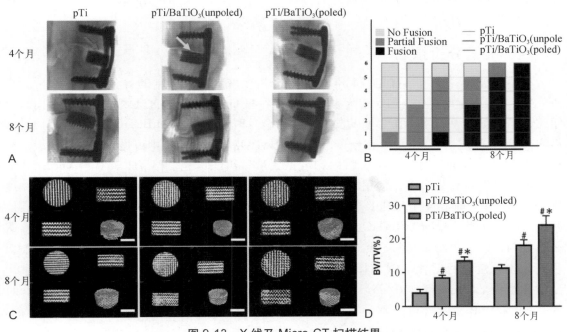

图 9-13　X 线及 Micro-CT 扫描结果

A. 不同组融合器在 4 个月和 8 个月时的 X 线结果图（箭头指示为透光区域，其中红色箭头表示未融合，黄色箭头表示部分融合）；B. 植入物融合 X 线评级情况；C. 不同组融合器在 4 个月和 8 个月时的 Micro-CT 扫描结果图（黄色部位为新生骨组织，白色部分为融合器支架，Scale bar=3 mm）；D 为定量分析不同组融合器在 4 个月和 8 个月时材料内部的 BV/TV 结果统计图。n=3，#$P < 0.05$ vs.pTi group；*$P < 0.05$ vs.pTi/BaTiO$_3$ (unpoled) group

三、组织学染色结果

在融合器植入后 4 个月，由图 9-14A 可以发现，pTi 和 pTi/BaTiO$_3$ (unpoled) 组材料内部的骨组织呈小梁状，骨组织相对不够完整和连续，但 pTi/BaTiO$_3$ (poled) 组材料内部的骨组织相对较为完整和连续；三组材料内部无骨组织的区域可见纤维组织填充。当融合器植入 8 个月后可以发现，三组材料内部的之前不连续的骨小梁组织变成了连续的骨小梁，骨组织形态完整且连续，与支架材料连接紧密。同时，可以发现 pTi/BaTiO$_3$ (poled) 组材料内部最为成熟，且含量最多，其次为 pTi/BaTiO$_3$ (unpoled)。使用 Pro Plus 6.0 软件对采集图像的材料内部骨组织长入情况进行定量分析发现（图 9-14B），pTi/BaTiO$_3$ (poled) 的骨体积分数分别在 4 个月 （34.14%±3.35%） 和 8 个月 （58.68%±4.89%） 时，分别高于 pTi/BaTiO$_3$ (unpoled) 在 4 个月 （24.04%±3.16%） 和 8 个月 （46.88%±4.28%） 时以及 pTi 在 4 个月 （13.87%±2.93%） 和 8 个月 （33.16%±3.74%） 时的骨体积分数 （$P < 0.05$），且 pTi/BaTiO$_3$ (unpoled) 的骨体积分数在 4 个月和 8 个月时也高于 pTi 组 （$P < 0.05$）。随后，对三组材料的骨结合分数进行比较发现 （图 9-14C），pTi/BaTiO$_3$ (poled) 的骨结合分数分别在 4 个月（4.23%±0.51%）和 8 个月（11.33%±1.00%）时，分别高于 pTi/BaTiO$_3$ (unpoled) 在 4 个月 （2.73%±0.35%） 和 8 个月 （7.33%±1.50%） 时以及 pTi 在 4 个月 （1.33%±0.45%） 和 8 个月 （4.66%±0.86%） 时的骨结合分数 （$P < 0.05$），且 pTi/BaTiO$_3$ (unpoled) 的骨结合分数在 4 个月和 8 个月时也高于 pTi 组 （$P < 0.05$）。

四、能谱分析结果

在本研究中，使用扫描电镜自带的能谱分析模块对材料内部的骨含量进行分析。将 Ti、Al 和 V 三者元素重叠区域视为融合器支架，将 Ca 和 P 元素重叠区域视为材料内部骨组织，结果如图 9-15A。我们可以发现，在 4 个月时，pTi 和 pTi/BaTiO$_3$ (unpoled) 组材料内部骨组织较少，仅零星散在分布，而 pTi/BaTiO$_3$ (poled) 组则可见较多的骨组织填充材料孔隙；在 8 个月时，三组材料内均可见大量骨组织填充，但 pTi/BaTiO$_3$ (poled) 组材料内部骨组织含量最多。使用 Pro Plus 6.0 软件对采集图像的骨组织进行定量分析发现（图 9-15B），分别在 4 个月和 8 个月时，pTi/BaTiO$_3$ (poled) 的骨体积分数明显高于其他两组 （$P < 0.05$），且 pTi/BaTiO$_3$ (unpoled) 的骨体积分数也高于 pTi 组 （$P < 0.05$），这一趋势与 VG 染色结果趋势一致。同时，使用扫描电镜自带软件对材料内部骨组织的 Ca 和 P 元素含量进行对比 （图 9-15C、D），可以发现，在 4 个月时，pTi 组的 Ca 元素和 P 元素含量极低，分别为 （0.52%±0.34%） 与 （0.13%±0.04%），而 pTi/BaTiO$_3$ (unpoled) 的 Ca 元素和 P 元素含量分别为 （2.51%±0.47%） 与 （0.55%±0.11%），要明显高于 pTi 组 （$P < 0.05$），同时 pTi/BaTiO$_3$ (poled) 的 Ca 元素和 P 元素含量分别为 （4.22%±0.62%） 与 （1.26%±0.11%），明显高于其他两组 （$P < 0.05$）；在 8 个月时，pTi/BaTiO$_3$ (poled) 的 Ca 元素和 P 元素含量分别为 （9.44%±1.07%） 和 （3.80%±0.42%） 时，分别高于 pTi/BaTiO$_3$ (unpoled) 的 Ca 元素 （5.19%±0.72%） 和 P 元素 （1.96%±0.33%） 及 pTi 的 Ca 元素 （3.33%±0.62%） 和 P 元素 （0.93%±0.20%） （$P < 0.05$），且 pTi/BaTiO$_3$ (unpoled) 的 Ca 元素和 P 元素含量也高于 pTi 组 （$P < 0.05$）。

五、材料周围及材料内部血管可视化分析

使用 Micro-CT 扫描材料周围血管后血管重建图 （图 9-16A）。我们可以发现，在术后 4 个月，材料周围血管较为稀疏，血管较细，但 pTi/BaTiO$_3$ (poled) 组较其他两组血管更为密集且粗，而 pTi/BaTiO$_3$ (unpoled) 组材料周围血管也要好于 pTi 组。术后 8 个月时，材料周围几乎都有成熟的粗大血管形成，但在材料与血管的结合界面三组存在较大差异。pTi 组材料与血管结合界面血管较为稀疏，而 pTi/BaTiO$_3$ (unpoled) 组和 pTi/BaTiO$_3$ (poled)

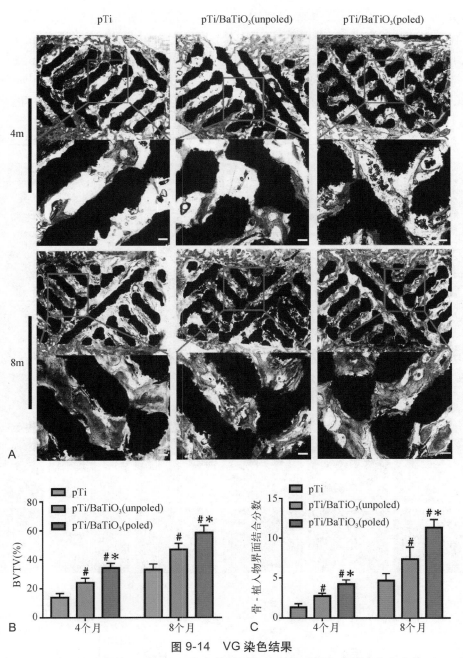

图 9-14　VG 染色结果

A. 不同组融合器在 4 个月和 8 个月时的 VG 染色结果图，其中各时间点上层图像为大体图，下层图像为局部图（红色部分为支架内部新生骨，黑色部分为不透光的钛合金支架，白色部分为支架内部未被填充的间隙）；B. 定量分析不同组融合器在 4 个月和 8 个月时材料内部的 BV/TV 结果统计图；C. 定量分析骨结合分数统计图。Scale bar：red=500μm，white=200μm.n=3，#$P < 0.05$ vs.pTi group；*$P < 0.05$ vs.pTi/BaTiO$_3$（unpoled）group

组则较为密集，但 pTi/BaTiO$_3$（poled）组最为密集。选择材料及材料上下 2 mm 作为感兴趣区域，计算血管的体积和表面积（图 9-16C、D）。其中血管体积可以反映材料周围的血液供应量，血管表面积可以反映材料周围血管能够滋养周围骨组织的范围。结果显示，分别在 4 个月和 8 个月时，pTi/BaTiO₃（poled）的血管体积分别为（7.23mm³±0.76mm³）和（13.21mm³±1.69mm³），明显高于 pTi/BaTiO₃（unpoled）在 4 个月（5.26mm³±0.48mm³）和 8 个月（9.60mm³±0.86mm³）时以及 pTi 在 4 个月（2.31mm³±1.01mm³）和 8 个月（4.64mm³±0.64mm³）时的血管体积（$P < 0.05$），且 pTi/BaTiO₃（unpoled）的血管体积

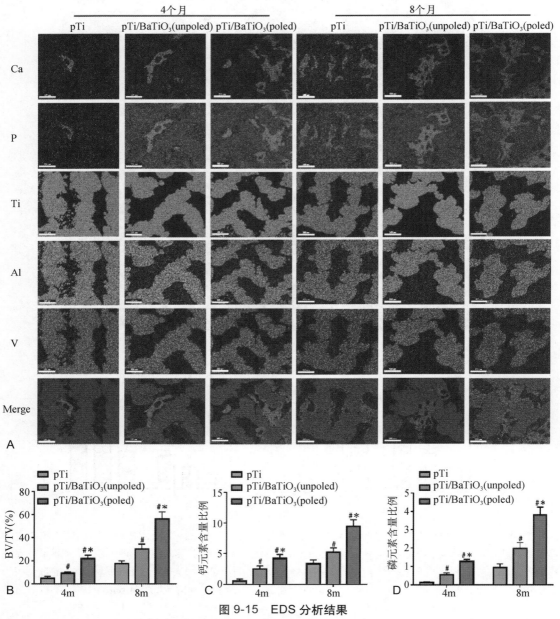

图 9-15　EDS 分析结果

A. 不同组融合器在 4 个月和 8 个月时的 EDS 扫描结果图；B. 定量分析不同组融合器在 4 个月和 8 个月时材料内部的 BV/TV 结果统计图；C. 定量分析不同组融合器在 4 个月和 8 个月时材料内部的 Ca 元素含量统计图；D. 定量分析不同组融合器在 4 个月和 8 个月时材料内部的 P 元素含量统计图。Scale bar=500μm。n=3，#$P < 0.05$ vs.pTi group；*$P < 0.05$ vs.pTi/BaTiO₃（unpoled）group

在 4 个月和 8 个月时也高于 pTi 组（$P < 0.05$）。在 4 个月和 8 个月时，pTi/BaTiO$_3$（poled）的血管表面积分别为（211.38mm^2±18.42mm^2）和（357.81mm^2±43.17mm^2），明显高于 pTi/BaTiO$_3$（unpoled）在 4 个月（152.27mm^2±14.51mm^2）和 8 个月（258.01mm^2±28.93mm^2）时以及 pTi 在 4 个月（88.89mm^2±14.43mm^2）和 8 个月（141.56mm^2±15.44mm^2）时的血管表面积（$P < 0.05$），且 pTi/BaTiO$_3$（unpoled）的血管表面积在 4 个月和 8 个月时也高于 pTi 组（$P < 0.05$）。

　　使用硬组织切片在荧光显微镜下观察材料内部血管可以发现（图 9-16B），术后 4 个月时三组材料内部的血管均不够成熟，血管长度和直径均较小，但 pTi/BaTiO$_3$（poled）材料内部血管要明显比其他两组成熟，而 pTi 组则仅可见较为细短的血管分布于材料内部。术后 8 个月时，三组材料内部血管均较为成熟，血管直径与血管长度明显大于 4 个月时，同时我们可以发现 pTi/BaTiO$_3$（poled）材料内部血管最多，几乎填充满整个材料间隙，可以营养更多的周围组织，而 pTi/BaTiO$_3$（unpoled）与 pTi 则并未发现明显差距。随后使用 Pro Plus 6.0 软件对采集图像进行分析，分别统计材料内部血管个数、血管总长度、最长血管长度及最大血管直径，并进行统计学分析（图 9-16E～H）。统计结果显示，4

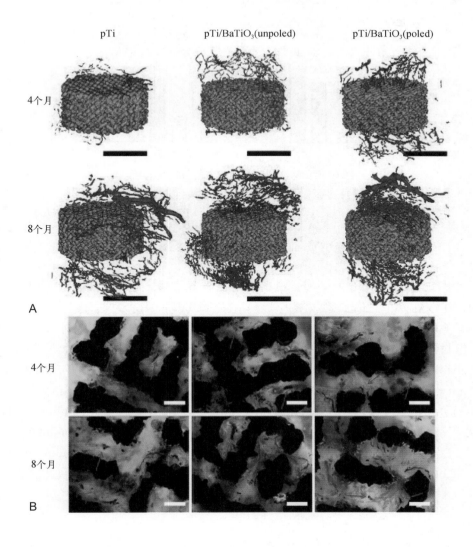

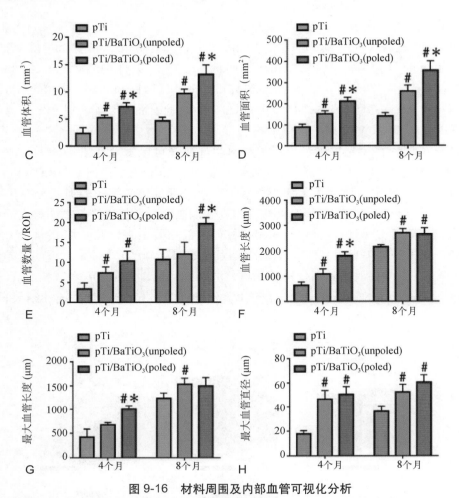

图 9-16　材料周围及内部血管可视化分析

A. 材料周围血管重建图；B. 材料内部荧光显微镜下采集图；C. 材料周围血管体积；D. 材料周围血管表面积；E. 单个视野内材料内部血管个数统计图；F. 材料内部血管总长度统计图；G. 材料内部单个最长血管长度统计图；H. 材料内部血管最大直径统计图。红色箭头指示为血管。Scale bar：black=6 mm，white=500μm，$n=3$，$\#P < 0.05$ vs.pTi group；$*P < 0.05$ vs.pTi/BaTiO$_3$ (unpoled) group

个月及 8 个月时 pTi/BaTiO$_3$（poled）材料内部血管数量最多（$P < 0.05$），而 pTi BaTiO$_3$（unpoled）组仅在 4 个月时血管数量多于 pTi（$P < 0.05$），8 个月时两者血管数量无明显差异（$P > 0.05$）。材料内部血管总长度也随着时间的延长而增加，4 个月时，pTi/BaTiO$_3$（poled）组材料内部血管总长度（1795.17μm±153.25μm）最长（$P < 0.05$），其次为 pTi/BaTiO$_3$（unpoled）（1074.59μm±208.03μm）组（$P < 0.05$），至 8 个月时 pTi/BaTiO$_3$（poled）（2646.95μm±245.83μm）与 pTi/BaTiO$_3$（unpoled）（2693.06μm±170.02μm）无明显差异（$P > 0.05$），但都长于 pTi（2148.24μm±78.90μm）（$P < 0.05$）。单个血管长度也可体现血管成熟程度，在 4 个月时，pTi/BaTiO$_3$（poled）组（1004.61μm±67.66μm）明显长于其他两组（$P < 0.05$），但 8 个月时，只有 pTi/BaTiO$_3$（poled）组（1495.46μm±174.37μm）长于 pTi（1239.64μm±112.78μm）（$P < 0.05$）。血管直径也是体现血管成熟状态的指标之一。在 4 个月和 8 个月时，pTi/BaTiO$_3$（poled）与 pTi/BaTiO$_3$（unpoled）无明显差异（$P > 0.05$），

但都大于 pTi（$P < 0.05$）。pTi/BaTiO$_3$（poled）与 pTi/BaTiO$_3$（unpoled）血管最大直径在 4 个月和 8 个月时几乎没有变化，约为 50μm，而只有 pTi 在 4 个月时约为 15μm，8 个月时约为 35μm。

六、讨论

本章第三节对本研究制备新型材料进行了体外细胞学实验，并验证了在体外 pTi/BaTiO$_3$（poled）可有效促进 MSCs 及 HUVECs 的增殖和侵袭，并促进了 MSCs 的成骨分化与 HUVECs 对于成血管相关蛋白的分泌。而 pTi/BaTiO$_3$（unpoled）也因为表面纳米结构和表面粗糙度、亲水性的增加对于细胞的增殖、MSCs 的成骨分化与 HUVECs 对于成血管相关蛋白的分泌也有明显的促进作用。但上述结果并不能完全证实该新型材料有利于骨缺损部位骨修复与骨再生。因此在本节中，我们选用羊椎间融合器植入模型来验证此种新型材料对于骨修复的作用及观察材料内部骨与血管长入情况。羊作为一种大型动物，其颈椎的受力环境与人颈椎相似。pTi/BaTiO$_3$（poled）融合器在植入椎间隙后，可因羊颈部的活动而受到动态的压力，进而产生内生电场。因此本研究选用的动物实验模型要优于大鼠与兔等骨科常用实验动物模型，也为下一步的临床应用提供了更加真实的数据支撑。

在本节中，对椎体融合及材料内部的骨长入情况使用 X 线、Micro-CT、硬组织切片 VG 染色及硬组织切片 EDS 扫描进行。pTi/BaTiO$_3$（poled）材料内部的骨长入情况要优于 pTi/BaTiO$_3$（unpoled）与 pTi，同时 pTi/BaTiO$_3$（unpoled）也要优于 pTi，这一研究结果与体外细胞学实验相一致。这证明本研究所制备的新型骨科植入材料可以有效促进骨与材料的融合，并增加材料内部的骨长入，提高植入物在体内的存活时间。同时，本研究还创新使用了扫描电镜中自带的能谱分析模块对硬组织切片表面的元素进行分析，这一检测手段较 Micro-CT 及 VG 染色在结果真实性和可靠性来说具有明显优势。Micro-CT 检测材料内部的骨组织，虽然可以有效对材料内部骨组织进行 2D 或 3D 重建，可以直观地观察到骨含量，但是受到钛合金材料伪影的影响，其内部骨组织在重建过程中受到一定影响。而 VG 染色则在染色之前需要对切片进行磨片与抛光，制备过程较为复杂，且对切片的厚度有一定要求，这样染色结果可能会因为人为操作的误差导致结果不能完全展示出来。而使用硬组织切片 EDS 扫描，首先对切片的厚度没有要求，切片制备过程简单，同时使用能谱分析可有效将钛合金材料和骨组织区分，还可以分析骨组织中 Ca 与 P 元素占比，进一步判读材料内部的骨组织含量。而本研究 EDS 扫描结果与 Micro-CT 及 VG 染色结果在趋势上相一致，证明这种方法对于检测材料内部骨组织具有可行性。

随后，我们还对材料周围及内部的血管形成进行了分析。在之前的实验研究中，Microfil 微血管灌注主要是对兔和大鼠等小动物，通过腹主动脉将造影剂注入全身以观察骨组织内微小血管。但这种方法并不适用于类似于羊、犬、猪等大型实验动物，因为通过腹主动脉灌注对造影剂的需求量大，成本较高容易造成浪费且效果不一定理想。因此，在本研究中，我们创新性地对羊颈椎进行分离，在离体状态下通过两侧椎动脉进行造影剂灌注。随后使用 Micro-CT 对材料周围血管进行重建。由于钛合金伪影的影响，Micro-CT 并不能观察到材料内部的血管，因此，在这项研究中，使用 300μm 厚的硬组织切片通过在荧光背景下成像来补充 Micro-CT 结果，并且我们可以观察到支架内部的暗红色血管。通过上述创新性的材料周围及内部血管检测方法，我们发现，在术后 4 个月时，材料周围血管较为稀疏，并无成熟大血管形成，但在 8 个月时可以发现三组材料周围均出现了较为粗大成熟血管。这可能是因为在融合器植入的手术过程中，由于使用摆锯和磨钻等高速处理，产生的热量对椎体内部的骨与血管造成了一定的损伤，导致血管出现坏死，因此术后材料周围血管需要重新生长，且材料周围血管形成速度对骨与融合器的融合效果也有一定的影响。因此在本研究中以材料为中心，扩展至上下 2mm 作为感兴趣区域（ROI），分析材料周围血管的体积及表面积，其中血管体积可以反映材料周围的血液供应量，血管表面积可以反映材料周围血管可以滋养周围骨组织的范围，进而影响骨组织的再生。我们发现，$pTi/BaTiO_3$（poled）对于材料周围血管再生作用明显优于其他两组，而 $pTi/BaTiO_3$（unpoled）也要优于 pTi。随后对材料内部的血管进行分析发现，血管再生趋势与材料外部一致，且这一趋势主要集中在早期（4 个月时）。说明这种新型材料对于材料内部血管化的作用早期更为明显。而体内实验结果也与体外 HUVECs 实验结果相一致。证明 $pTi/BaTiO_3$（poled）可通过压电效应促进血管生成。

因此，本部分实验证实了具有压电效应的钛酸钡压电陶瓷涂层修饰的多孔 Ti-6Al-4V 支架可有效促进材料内部的骨长入以及材料周围和材料内部的血管形成，进一步增加了 $pTi/BaTiO_3$（poled）融合器的融合效果。

主要参考文献

[1] Tandon, B, Blaker, J. J, & Cartmell, S. H. Piezoelectric materials as stimulatory biomedical materials and scaffolds for bone repair. Acta Biomaterialia, 2018, 73: 1-20.

[2] Xu, R, Yallowitz, A, Qin, A, et al. Targeting skeletal endothelium to ameliorate bone loss. Nature Medicine, 2018, 24: 823-833.

[3] Zhang X, Zhang C, Lin Y, et al. Nanocomposite Membranes Enhance Bone Regeneration Through Restoring Physiological Electric Microenvironment. Acs Nano, 2016, 10: 7279-7286.

[4] B, Yuxiao, Lai A, et al. Osteogenic magnesium incorporated into PLGA/TCP porous scaffold by 3D printing for repairing challenging bone defect. Biomaterials, 2019, 197: 207-219.

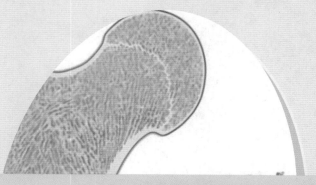

下 篇
3D 打印多孔钛合金假体临床转化与监管

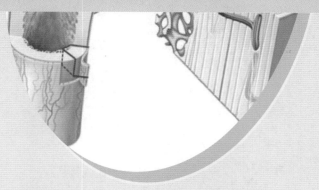

第 10 章

3D 打印多孔钛合金个性化定制假体临床应用场景

第一节　3D 打印多孔钛合金个性化定制长骨节段性假体

人体的四肢主干均由长骨支撑，其完整性、牢固程度均影响着人体的肢体功能。由于肿瘤、外伤等原因，可引起长骨的节段性缺损，修复这种缺损的方法很多，如异体骨重建、灭活骨、骨延长、假体重建等。但这些方法都存在弊端。异体骨重建首先受到来源限制，形态难以精确匹配，特别是对于儿童患者，还有感染排异等风险。灭活骨存在肿瘤灭活不彻底、骨段污染、手术时间长等问题，容易引起肿瘤局部复发、感染等严重并发症。骨延长手术周期长、不可知因素多、感染风险大，且延长阶段的有效长度不可预知，不适合骨肿瘤手术患者。假体重建为非生物重建，其体内大段异物的特性，使其容易发生感染、骨吸收、假体松动的不良后果。而钛合金 3D 打印个体化定制假体，根据每位患者肿瘤生长实际情况及需求设计手术方案及假体形态，成为替代传统方法解决大段骨缺损的良好选择。

在四肢骨肿瘤保肢治疗中，肿瘤切除后的骨缺损范围和部位因人而异，理论上只有个性化定制的假体才能达到与邻近骨性结构精准匹配的要求。在 3D 打印技术成熟之前，个性化定制假体的术前规划、设计、制造程序复杂，制造周期长，因此难以普遍应用。但是随着计算机辅助工程学的发展和 3D 打印技术的成熟，个体化设计、制造周期大大缩短，也使四肢骨肿瘤切除后精细化重建的临床普及成为可能。

一、3D 打印长骨节段性定制假体的设计

四肢骨肿瘤切除精细化重建技术中，个性化定制假体是否与患区匹配是关键，取决于 3D 打印的前处理设计。在常规的设计流程中，个性化定制假体的设计与手术方案的设计是密不可分的。通常需要将 CT/MRI 图像数据导入软件，通过配准、阈值分割、提取轮廓后分割出骨的三维表面结构，然后根据手术方案确定截骨平面，得到骨缺损模型（含健侧及截骨部分），然后以 STL 格式存储后导入逆向工程软件，使用逆向工程技术对修整出的切除区域进行建模，获得相应的假体外形。

在这个过程中，假体的精准匹配主要采用逆向工程软件反求设计。逆向工程（reverse engineering）建模是指从一个已有的物理模型或实物零件产生出相应的 CAD 模型的过程，

对于骨缺损的修复，首先必须获得骨缺损的多层断面轮廓图像数据也就是 CT 数据，然后通过 CAD 软件采取合理的图像处理手段提取骨骼轮廓，通过曲面反求实现植入物的原位设计，模拟手术过程进行安装，解决植入物体内的定位，设计内固定所需要固定的螺孔，提取出个性化假体设计模型，获得 CAD 数据，再利用三维打印机在短时间内制备假体实物。

长骨为管状骨，特点是形态结构相对简单，但受力较大，骨缺损截面与假体的接触面积小。在进行长骨节段性假体的设计时，需要在外形设计的同时，着重考虑应力问题及远期骨生长问题。股骨、胫骨和肱骨等长骨或者位于下肢部位，或者独立支撑肢体，在其解剖位置上，需要承受较强的应力。该部位的骨缺损进行 3D 打印定制化假体重建时，假体也会受到较高的应力。

这些部位在进行假体设计时，需要对假体的应力条件给予充分的考虑，同时还应该在假体与骨的接触面上设计多孔结构，以利于假体的远期稳定。假体在设计阶段。需要区分实体结构与多孔结构。在理论上，单纯的实体结构就需要达到长骨的应力需求，并应做有限元生物力学分析。这些部位的长骨节段性假体，可以考虑在其内设计容腔，以放置带血管的腓骨瓣。这样的设计和操作，将会更加有利于假体的远期稳定。同时，上述部位的 3D 打印定制化假体，必须配合标准内固定同时使用，一定要避免在这些骨骼上单独使用 3D 打印假体。尺骨、桡骨和腓骨等长骨部位所受应力较小，假体与骨的接触面应设计为解剖形态，与骨面应进行良好的接触。这些接触面建议使用多孔结构，应该尽量避免实体结构接触骨面。在两侧的接触面之间，建议使用形状规则的长筒状结构进行延伸，不一定恢复解剖形态对于长度较短的骨缺损，可以不使用内固定材料。

二、3D 打印长骨节段性定制假体的制造

四肢 3D 打印个性化假体的材料选择一般分为两类，一类为金属材料，包括纯金属和合金，具有足够的力学强度，但也存在应力遮蔽的问题；另一类为非金属材料如 PEEK 等，强度和质量相对较小，多用于非承重部位。在保肢治疗中，承重部位的修复重建对患者的直立、行走等功能影响较大，因此金属假体仍然是目前四肢骨肿瘤切除重建的首选。金属材料中，钽，镁，钴镍合金等虽然具有足够的强度，但长时间存留可出现电离或腐蚀等化学不稳定现象。而钛合金具有强度高，耐腐蚀好，耐热性高等特点，且表面的氧化层使其具有良好的生物相容性，因此具有良好的生物物理性能的钛合金被认为是最理想的骨替代材料之一。

针对钛合金假体的 3D 打印成型技术包括选择性激光烧结 (selective laser sintering,SLS)，选择性激光熔融 (selective laser melting,SLM) 及电子束熔融 (electron beam melting,EBM)。由于 SLS 制造的金属假体普遍存在强度不高、精度较低及表面质量较差等问题，已被类似的另外两种技术代替。其中 SLM 技术成型精度优于 EBM 成型技术，但成型效率较低，需要二次处理，适用于较小的植入体。而 EBM 成型效率高，虽然精度稍差，但残余应力低，无须二次处理。目前利用这两种技术基础衍生的不同类型的 3D 打印机均可制作几何形状任意复杂的实体，不受传统机械加工方法中刀具无法达到某些型面的限制。

术前，在完成手术方案和假体设计之后，将获得的假体 STL 格式文件导入 3D 打印机中进行个性化假体加工制备，制备完成后需要进行热处理、除粉、彻底清洗、消毒、封装。

随后即可应用于手术重建。

三、3D 打印长骨节段性定制假体手术过程

3D 打印长骨节段性定制假体手术遵循常规假体的外科手术原则和入路。为了确保定制假体的精准安装，可在计算机导航或 3D 打印个性化截骨导板辅助下，完成精准截骨，确保断端与假体良好匹配。假体安装完毕后，活动肢体，观察假体位置是否稳定、固定牢靠，根据需要使用接骨板对骨端进行加强固定。在 3D 打印长骨管状金属假体植入时，因为假体与骨端之间设计有容腔，可使假体紧密地与骨骼结合在一起，达到一定程度的早期稳定，再结合接骨板固定，可以得到良好的即时稳定。

四、3D 打印长骨节段性定制假体临床转化应用实例

本团队应用 3D 打印长骨节段性定制假体达到 5 年以上随访的病例有 21 例，融合稳定性评价未出现"不稳定"病例，具有良好的有效性和安全性。临床应用过程中出现 1 例由于术中操作不当，导致截骨面与假体贴附不良、辅助接骨板断裂的情况。该例接骨板虽然断裂，但假体仍然原位稳定，表明假体 - 宿主骨界面已发生融合长入，体现出 3D 打印节段假体较强的骨整合能力。3D 打印节段假体在目前随访期内未见由假体设计缺陷或质量问题导致的并发症/不良反应，表明其具备良好的临床使用安全性。

1. **典型病例一**　男，22 岁，入院诊断：左胫骨近端骨肉瘤（图 10-1）。VAS 评分 6 分。入院后行常规术前检查未见明显手术禁忌，经评估后符合入组标准，告知并签署临床研究知情同意书后先行胫骨近端瘤段整块切除 3D 打印阶段假体植入，钢板螺钉内固定术（图 10-2）。术后 3 个月影像学评估（图 10-3），术后 3 个月 VAS 评分 1 分。

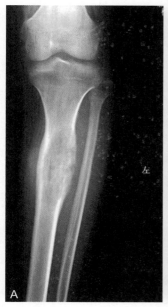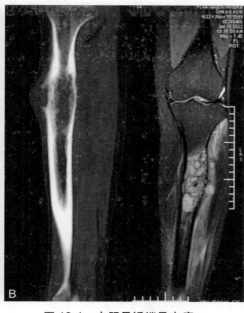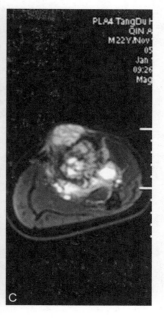

图 10-1　左胫骨近端骨肉瘤

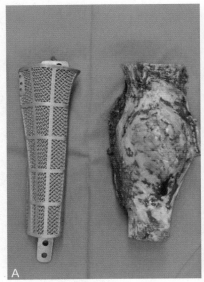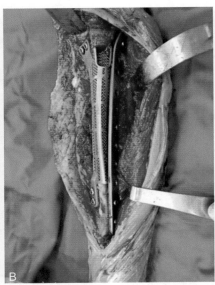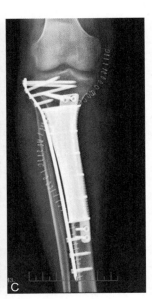

图 10-2　左胫骨近端瘤段切除，3D 打印阶段假体重建

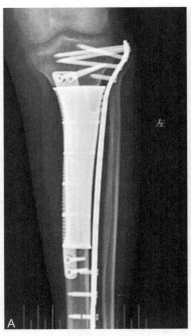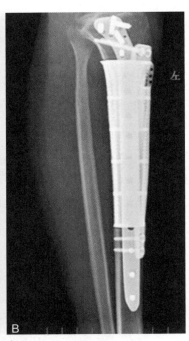

图 10-3　术后 3 个月 X 线片评估假体融合良好

　　2. 典型病例二　男，22 岁，入院诊断：左股骨远端尤文肉瘤（图 10-4），VAS 评分 7 分。入院后行常规术前检查未见明显手术禁忌，经评估后符合入组标准，告知并签署临床研究知情同意书后先行左股骨远端瘤段整块切除 3D 打印阶段假体植入，钢板螺钉内固定术（图 10-5）。

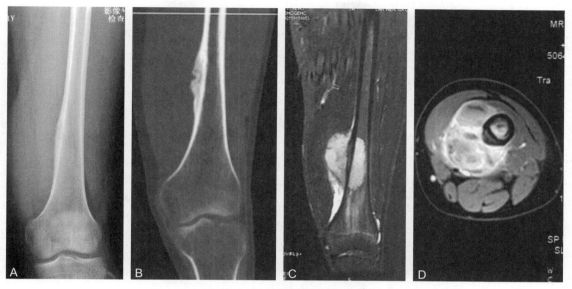

图 10-4　左股骨远端尤文肉瘤

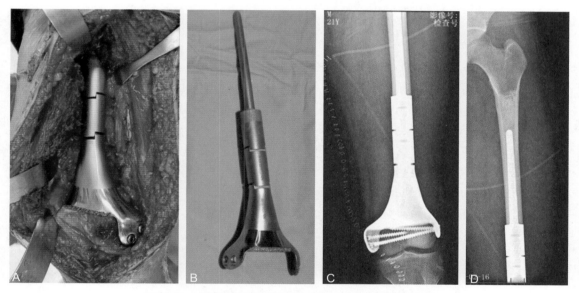

图 10-5　左股骨远端瘤段切除，3D 打印节段假体重建

第二节　3D 打印多孔钛合金个性化定制人工椎体

一、3D 打印个性化人工椎体的临床应用需求

　　脊柱肿瘤根据其病理来源分为原发性肿瘤和转移性肿瘤，其中原发肿瘤发病率较低，转移性肿瘤则占全身骨转移瘤的 50%。早期治疗脊柱肿瘤多采用后路椎板减压、肿瘤刮除的手术方法，通过解除脊髓压迫，改善患者的疼痛、麻木、肌力下降等症状，取得了一定

的疗效。但是这种手术方法存在明显的缺陷，由于不能对肿瘤实现完整地切除，因而无法获得良好的肿瘤切除术后边界，从而导致肿瘤局部复发和转移。随着外科手术技术的提高，Tomita 等提出了脊柱肿瘤全切术，同时 Weinstein、Boriani 和 Biagini 提出了 WBB 分期，使得脊柱肿瘤全切成为可能。与早期部分脊柱肿瘤切除手术相比，脊柱肿瘤全切手术大大改善了患者的预后，减少了肿瘤的复发和转移，得到了越来越多的脊柱外科医师的青睐。目前脊柱肿瘤切除后椎体重建主要通过钛网复合植骨来实现，但是由于钛网和邻近椎体之间以点接触的形式存在，导致局部应力集中，容易出现钛网的移位、塌陷，内固定失败等并发症。随着外科辅助治疗技术的发展，肿瘤术后患者的生存期被大大延长，对内固定系统的远期稳定性提出了更高的要求。有效提高内固定系统的稳定性，延长内固定系统体内生存期，实现肿瘤切除后脊柱重建的即刻及长期稳定是临床迫在眉睫的问题。

　　3D 打印个体化人工椎体技术的出现，使解决这一临床难题成为可能。3D 打印人工椎体具有以下优势：①解剖外形与上下椎体的良好匹配；②多孔结构更利于骨的早期长入；③框架结构获得更好的支撑强度；④中空植骨利于早期融合；⑤顶盖设计减少应力集中。3D 打印个体化人工椎体对于多节段椎体肿瘤全切后脊柱稳定性重建，较传统重建方式有着明显的优势。通过术前精准的设计，术中精细的操作，最终实现精确重建，提高了人工椎体即刻稳定性，同时为远期实现脊柱融合打下基础。

二、3D 打印个性化人工椎体的设计制备

　　术前通过获取患者薄层 CT 及 MRI 检查结果，分析肿瘤侵及范围，从而设计手术切除范围，而后根据手术切除缺损范围，构建个体化人工椎体。通常情况下，3D 打印人工椎体的外缘应小于邻近椎体外缘 2mm；人工椎体的高度应以椎体肿瘤切除后所造成的脊柱前方缺损的大小来确定（同时应包含上下相邻椎间盘的高度）；根据脊柱肿瘤切除的范围及位置，依据正常生理曲度，设计人工椎体曲度（当存在僵硬性脊柱畸形时，不必强行恢复脊柱正常曲度，在不影响功能的前提下，可以选择设计与病变椎体相近的曲度行原位固定）；最后根据有限元分析，对人工椎体进行拓扑及收腰优化设计。通常情况下，对于多节段脊柱肿瘤切除，精确测量重建的脊柱高度存在一定困难，因而制作 2 ～ 3 个高度相差 2mm 的人工椎体，以便于术中备选。

三、3D 打印个性化人工椎体手术流程

　　全身麻醉，术前根据肿瘤血运情况选择性采用术前栓塞，减少术中出血。结合病椎所在部位及 WBB 分期，大多数手术采用单纯后路，部分选择前后路联合，颈椎病变多采用前路病椎切除，人工椎体置入。以胸腰椎为例，简述手术流程。后路通常沿棘突取纵行正中切口，切开皮肤、皮下组织及胸腰筋膜，沿棘突两侧骨膜下分离椎旁肌肉，显露棘突、椎板、关节突及横突。于病椎上下椎体椎弓根置入椎弓根螺钉。切除病椎后侧附件组织，游离硬膜腹侧后纵韧带，如为胸椎可游离结扎神经根，如为腰椎则尽量游离保护神经根，以保留术后下肢功能。彻底分离病椎侧方及前方软组织，结扎节段动脉，放置挡板保护椎体前方大血管。使用线锯及骨刀于病椎上下终板截骨，最后取出整块椎体。摘除残留椎间盘组织，处理终板。根据病椎位置及肿瘤 WBB 分期，选择后路或侧前路人工椎体置入。术中透视满意后，锁紧内固定系统各组件，逐层关闭创面。

四、3D 打印个性化人工椎体典型应用病例

1.**典型病例一** 女，52 岁，入院诊断：第 4 腰椎椎体骨巨细胞瘤（图 10-6）。术前 JOA 评分 15 分，VAS 评分 3 分。入院后行常规术前检查未见明显手术禁忌，经评估后符合入组标准，告知并签署临床研究知情同意书后先行后路第 4 腰椎附件切除、椎管减压内固定术。二期行前路第 4 腰椎人工椎体置入，第 3～5 腰椎钉棒内固定术（图 10-7）。二期手术时间为 2 小时 15 分钟，出血 100ml。术后 6 个月影像学评估明确融合（图 10-8），术后 6 个月 JOA 评分 21 分，VAS 评分 1 分。

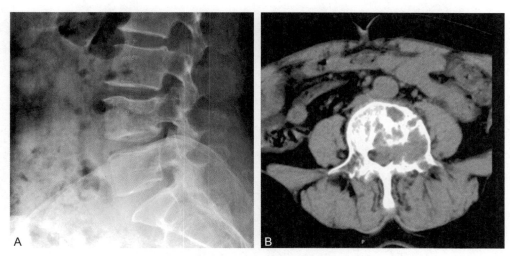

图 10-6 第 4 腰椎椎体骨巨细胞瘤

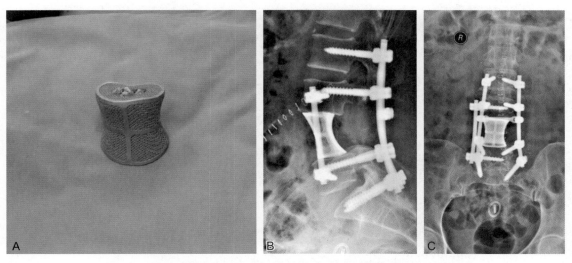

图 10-7 第 4 腰椎骨巨细胞瘤切除，3D 打印人工椎体复合人工骨重建

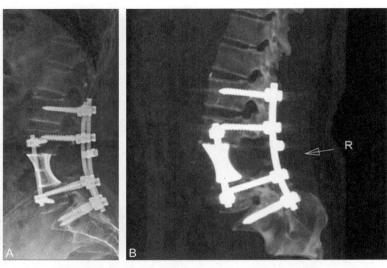

图 10-8　术后 6 个月 X 线片及 CT 影像评估人工椎体融合良好

2. 典型病例二　男 51 岁，入院诊断：第 5 胸椎椎体软骨肉瘤术后复发（图 10-9）。术前 JOA 评分 19 分，VAS 评分 4 分。入院后行常规术前检查未见明显手术禁忌，经评估后符合入组标准，告知并签署临床研究知情同意书后行后路胸 5 全椎板切除减压，椎体肿瘤整块切除，3D 打印人工椎体植入，第 3 ～ 7 胸椎内固定术（图 10-10）。手术时间为 6 小时 10 分钟，出血 2600ml。术后 6 个月影像学评估明确融合（图 10-11），术后 6 个月 JOA 评分 25 分，VAS 评分 1 分。

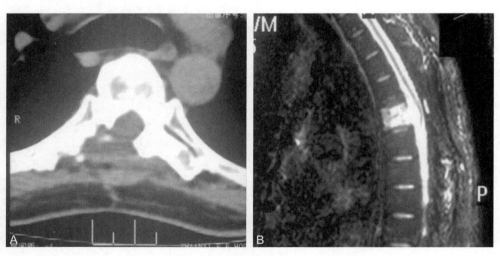

图 10-9　胸 5 椎体软骨肉瘤术后复发

2017 ～ 2021 年，郭征研究团队在国家重点研发计划项目支持下完成 3D 打印个性化人工椎体临床应用 40 例，其中男性 17 例，女性 23 例，平均入组年龄 42.3 岁，最大年龄 75 岁，最小年龄 15 岁。入组患者均完成了 3D 打印多孔钛合金人工椎体置入手术，并进行了至少为期 6 个月的随访。根据术后 X 线及 CT 检查评估发现，在术后 6 个月时，人工椎体明确融合的有 36 例，可疑融合的有 3 例，未融合（假体移位）1 例。影像学评估 3D

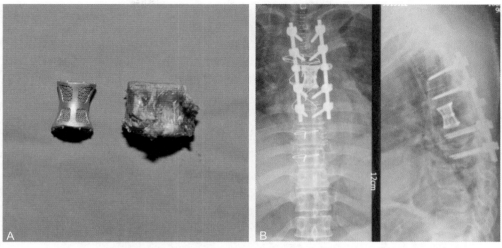

图 10-10　后路胸 5 椎体肿瘤整块切除，3D 打印人工椎体置入，胸 3 ~ 7 内固定

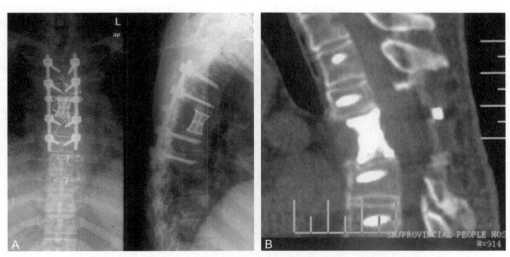

图 10-11　术后 6 个月 X 线片及 CT 影像提示人工椎体融合良好

打印多孔钛合金个性化人工椎体在术后 6 个月时明确融合率为 90%，松动移位发生率为 2.5%。术后 12 个月时 40 例融合患者均明确融合。

目前对于 3D 打印个性化人工椎体的设计还没有统一的标准，笔者研究团队认为其应该遵循以下 "7S" 的设计标准：Shape，在形状上的高度匹配，形成紧密的接触，从而实现规则及不规则部位缺损的精确重建；Structure，实体与多孔结构分布合理，同时多孔结构的孔径大小和孔隙率符合骨长入的需要；Strength，优良的生物力学强度，提高人工椎体的即刻支撑稳定性，减少远期的疲劳断裂；Surface，通过表面处理，进一步提高人工椎体的生物学性能，提高骨整合能力；Survival，人工椎体体内长期生存，无炎症、排异等不良反应；Surgery，人工椎体设计要考虑医师的可操作性，解剖结构不能过于复杂，必要时设计辅助结构利于安放；Setting，人工椎体设计要考虑初始稳定性，可以通过使用自锁和辅助固定装置实现，常需要设计定制人工椎体与传统标准化器械连接使用的结构。在基于上述"7S"设计原则基础上的 3D 打印人工椎体对于椎体肿瘤切除后脊柱重建,较传统重建方式有着一定的优势。

第三节　3D 打印多孔钛合金个性化定制骨盆区假体

20 世纪 80 年代,骨盆恶性肿瘤的保肢手术治疗理念逐步建立起来,目前被大多数骨肿瘤外科医师所采用。手术治疗通常包括肿瘤切除与保肢重建两部分。由于骨盆肿瘤常隐匿发病、体积大、侵及范围广、解剖复杂、毗邻重要脏器,所以诊疗过程的每一个环节都存在常规技术难以克服的困难。针对骨盆肿瘤切除后残留骨盆缺损,根据 Ⅰ 型、Ⅱ 型、Ⅲ 型和Ⅳ型切除或者联合切除后的缺损特点,有不同的重建方式,传统上采用融合、异体骨盆、钉棒系统、马鞍形假体、锥形假体等多种类型进行重建,但是由于个体差异和切除边界的不确定性,标准化假体很难满足个性化重建需求。因此,理想的假体应该是因人而异的个性化定制假体。

在 3D 打印技术成熟之前,传统的定制化假体多通过机械加工或铸造等工艺加工,存在材料损耗大、加工难度大、制备周期长、制造成本高等缺点,因此定制式骨盆假体的价格昂贵、应用范围受限。3D 打印个性化假体的特点是"量身定做"。凭借不受限制的几何自由度,3D 打印技术特别适合制备个性化置入物。骨盆肿瘤切除后重建使用个性化定制假体,能够实现与残留骨盆的良好匹配,获得解剖形态与力学功能的最大修复。而且,3D 打印技术可以实现不同结构的一体制备,个性化假体可以包含孔隙结构,利于骨整合,增强界面的稳定性。在个性化假体易于获得的情况下,医师更能够以患者获益最大化为前提来规划手术。近年来,空军军医大学唐都医院、北京大学人民医院、华西医院、齐鲁医院和上海交通大学第九人民医院等国内外多家骨科中心都在骨盆肿瘤 3D 打印定制假体方面做了大量工作。

一、3D 打印个性化骨盆肿瘤假体的临床转化应用

1. 影像数据采集,利用三维重建及图像融合辨识定位肿瘤　常规行 CT 和 MRI 检查,对获取的图像数据进行三维重建和图像融合,从而获得骨盆肿瘤的三维模型数据集,CT / MRI 图像融合可以更好地显示肿瘤侵袭范围。医师可据此辨识肿瘤,获得肿瘤大小、位置、性质,以及与周围正常组织结构的毗邻关系等信息。在此阶段,可利用3D 打印技术制作模型,完善对肿瘤及骨盆空间关系的认识。

2. 制订手术计划,确定切除边界及重建方式　手术计划的第一步是要规划肿瘤切除范围,确定安全的肿瘤切除边界。在这一步,要考虑术中执行肿瘤精确切除计划所使用的技术手段,既可以采用计算机辅助导航,又可以选择 3D 打印个性化定位导板来实现。手术计划的第二步是规划重建方式,如果计划使用 3D 打印的个性化假体,就需要在肿瘤切除后的残留骨盆基础上进行设计,同时还要考虑个性化假体在术中的定位安装问题。同样可以借助计算机辅助导航或者 3D 打印定位导板来实现精准安装。

3. 3D 打印个性化假体的设计和制备　根据术前规划的骨盆截骨设计,由临床医师提出需求,经过医工交互设计出个性化定制假体。个性化假体应根据术前截骨设计后的残留骨盆的三维模型进行合理设计,同时需要考虑固定方式。假体的安装验证既可以通过计算

机模拟进行，也可通过 3D 打印制作模型进行实物模拟安装验证。验证通过后，进入实际生产制备阶段，可选择不同材料及 3D 打印方法来制备假体，通常使用激光熔融或电子束熔融工艺制备钛合金假体

4. 典型病例一　女，62 岁，入院诊断：骨盆骨巨细胞瘤。VAS 评分 8 分。入院后行常规术前检查未见明显手术禁忌，经评估后符合入组标准，告知并签署临床研究知情同意书后先行骨盆 II、III 区肿瘤整块切除，3D 打印个体化定制髋臼假体植入，全髋关节置换术（图 10-12）。

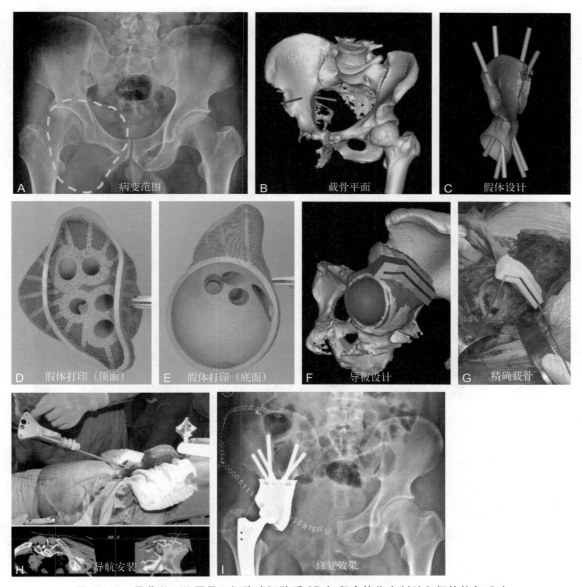

图 10-12　骨盆 II、III 区骨巨细胞瘤切除后 3D 打印个体化定制髋臼假体修复重建

5. 典型病例二　男，66 岁。骨盆多发骨折术后再骨折，髋臼后壁及股骨头磨损严重，骨性标志基本消失，常规假体难以满足患者髋关节置换的假体稳定和功能恢复需求（图

10-13）。根据患者术前影像数据，设计制备 3D 打印个性化定制髋臼杯，顺利完成右侧全髋关节重建置换，股骨钢板固定术，术后患者功能良好，下床活动正常（图 10-14）。

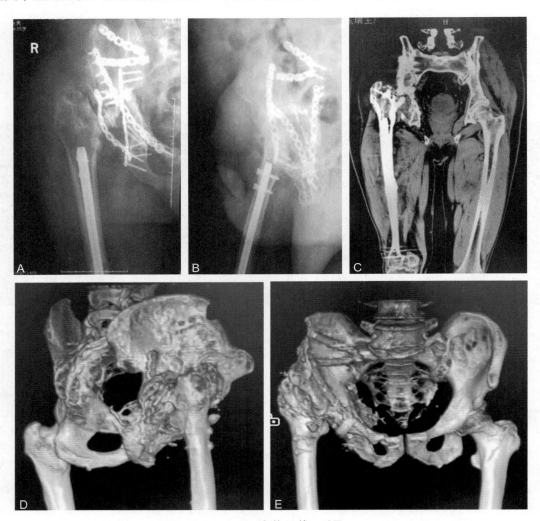

图 10-13   术前 X 线及 CT

二、3D 打印个性化骶骨肿瘤假体的临床转化应用

骶骨作为骨盆环的重要组成结构，承载着躯干的应力传递和骨盆的稳定，同时发挥保护盆腔脏器的功能。当骶骨特别是高位骶骨因肿瘤等疾病破坏，需要切除时，骨盆的稳定性将受到影响。临床上多根据骶骨切除的范围采用腰椎 - 骨盆固定重建，以恢复骨盆环的结构和稳定性。

1. 3D 打印个性化定制骶骨假体的应用优势及现状   全骶骨切除术是治疗高位骶骨恶性肿瘤的主要方式，由于全骶骨切除后骨盆环的解剖结构破坏，腰椎与骨盆的连续性中断，如不重建，将发生腰椎下沉，严重影响外形和功能。以往的重建方法主要包括改良 Galveston 技术、前后方联合稳定、定制型假体、自体骨或异体骨移植等，虽然不同的方

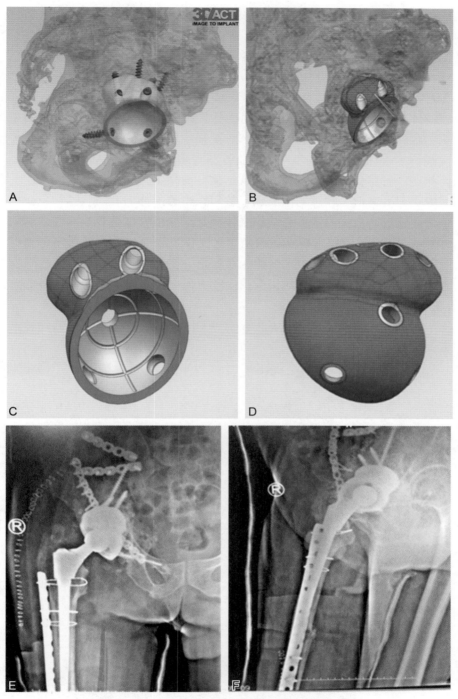

图 10-14　个性化定制髋臼杯假体设计及置入效果

式都能获得一定的重建效果，但存在的主要问题包括内固定松动断裂、假体移位、骨不连、感染、伤口问题和重建技术复杂难于操作等。

　　3D 打印个性化定制骶骨假体的出现突破了传统骶骨重建的技术瓶颈，其主要优势包括：

①个性化定制假体与缺损区域完好匹配；②满足力学支撑要求，使力传递更加符合生理要求；③脊柱及骨盆支撑界面为多孔结构，可以达到界面骨整合要求，保持长期生物稳定性；④术中操作更加简单，缩短手术时间；⑤降低传统重建方式术后并发症风险。

2. 3D 打印个性化定制骶骨假体的设计　针对全骶骨切除重建的技术特点，国内已有学者采用 3D 打印技术制备个性化定制骶骨假体并应用于临床。北京大学人民医院骨肿瘤科郭卫教授设计了一种 3D 打印个性化定制全骶骨人工假体，其特征包括连接在腰椎椎体截骨端和左、右髂骨截骨端之间的缺损主体，缺损主体具有三个接触面，其中与腰椎椎体截骨端相接触的为椎体接触面，与左、右髂骨截骨端相接触的分别为左、右髂骨接触面，椎体接触面和左、右髂骨接触面均为孔隙状结构。缺损主体的椎体接触面和左、右髂骨截骨面之间为中空"人字形"软组织附着部，软组织附着部亦为孔隙状结构。缺损主体上还开设有若干个固定孔，通过固定件将缺损主体固定于腰椎椎体截骨端和左、右髂骨截骨端之间。该方法依托 3D 打印技术特点，采用接近人体骶骨骨骼结构的人字形设计，实现了腰 - 髂、骨盆后环和前方椎体三个维度的融合稳定，实现"三角"支撑，较好恢复力学支撑。山东大学齐鲁医院骨肿瘤科李建民教授设计了另一种悬挂支撑骶骨假体结构，为"H"形组装式，临床初步应用效果满意。

在上述学者个性化全骶骨假体设计的经验基础上，本团队基于腰 - 髂、骨盆后环和前方椎体的融合稳定特点，设计了一种安装灵活简便、能够同时满足矢状位全骶骨切除和矢状位半骶骨切除情况的全骶骨组合式假体，并成功应用于临床。术中安装简单迅速，骨盆环重建稳定，展现出满意的骶骨重建效果。

3. 典型病例　男，44 岁，入院诊断：骶骨脊索瘤（图 10-15）。VAS 评分 9 分。入院后行常规术前检查未见明显手术禁忌，经评估后符合入组标准，告知并签署临床研究知情同意书后先行全骶骨肿瘤整块切除，3D 打印个体化定制骶骨假体置入，第 4、第 5 腰椎 - 髂骨内固定术（图 10-16）。

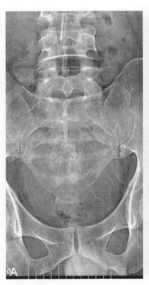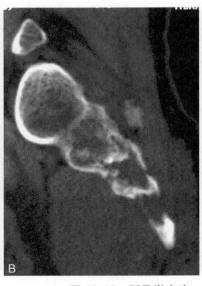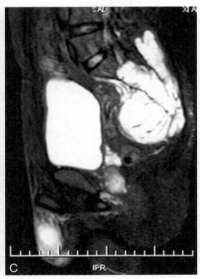

图 10-15　骶骨脊索瘤

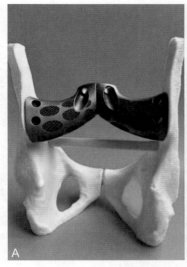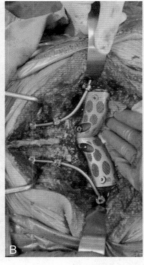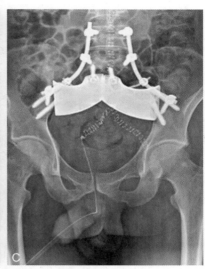

图 10-16　术前模拟安装，3D 打印人工骶骨假体置入，第 4、第 5 腰椎 - 髂骨内固定

第四节　3D 打印多孔钛合金个性化定制其他类型假体

肩胛带区通常是指躯干和上肢的连接部，肩胛带的位置是肩关节的重要骨性解剖结构之一。肩胛带区主要由肩胛骨、锁骨等组成，其中锁骨支架于肩峰和胸骨之间，与肩胛骨紧密相连，斜方肌、肩胛提肌和大小菱形肌等附着于肩胛带骨上，可使肩胛带上提，做耸肩动作。肩胛带区是原发骨与软组织肿瘤的好发部位之一，肩胛骨和锁骨的恶性肿瘤切除以往缺乏相应的骨修复假体，3D 打印多孔钛合金个性化定制假体的出现，为类似特殊部位的骨肿瘤切除后骨缺损修复提供便利。

一、3D 打印多孔钛合金个性化锁骨假体

1. 个性化锁骨假体设计应用思路　锁骨两端分别与肩胛骨和胸骨有广泛的韧带连接结构，在使用 3D 打印个体化定制假体修复骨组织时，还需要将这些韧带结构缝合于假体上。这些缝合结构的金属界面，同样建议设计成多孔结构，他们可以帮助肌腱、韧带组织向多孔内长入，形成瘢痕连接。锁骨没有很强的承重要求，因此，除了在假体界面促进组织生长的需求以外，假体大部分结构均可以设计成多孔结构。这样设计的优点在于可以降低假体整体重量，减少应力遮挡，同时还可以缩短加工时间，减少材料用量。更为重要的是，假体在体内，周围容易形成炎性水肿和渗出液，而传统假体在体内周围形成的假膜会干扰这些液体的吸收，导致假体周围积液，引发感染，造成假体失败。而多孔结构本身可以使液体通透，多孔内的新生组织接触范围大，可以很好地吸收积液。可以说，假体上大范围的多孔结构使用，既可以减重、降低假体刚度，还可以大大改善假体的生物相容性。

2. 典型病例　女，20 岁，右锁骨原始神经外胚层肿瘤。通过采集患者图像数据信息（图 10-17），3D 建模后采用健侧锁骨镜像翻转，完成锁骨假体外形设计，设计时预留韧带附

丽孔道,并采用大量多孔轻量化设计(图 10-18)。完成肿瘤切除后采用人工韧带与肩锁关节和胸锁关节进行重建,术后患者外形和功能恢复满意(图 10-19)。

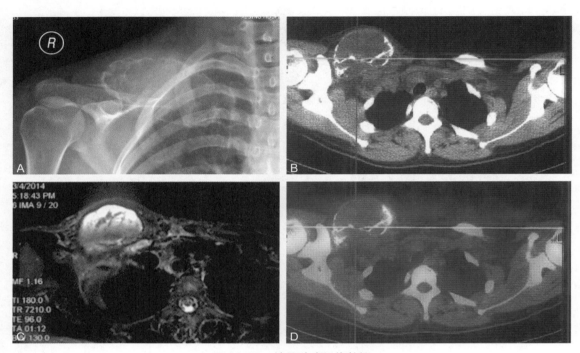

图 10-17   锁骨肿瘤影像数据

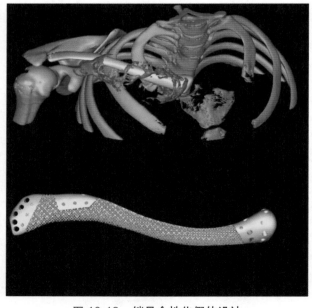

图 10-18   锁骨个性化假体设计

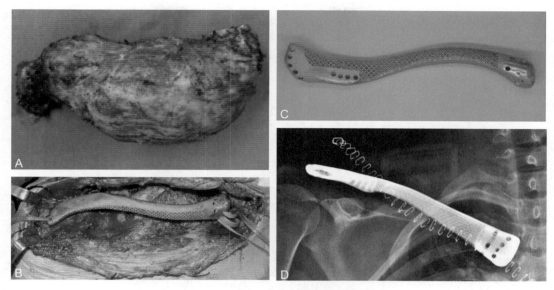

图 10-19　锁骨个性化假体手术置入

二、3D 打印多孔钛合金个性化肩胛骨假体

1. 个性化肩胛骨假体设计应用思路　肩胛骨属于上肢带骨，由于其不规则形态，使用以往传统技术，很难进行有效重建。功能上，肩胛骨是力量从躯干传向上肢的重要结构，以盂肱关节紧连接肱骨，为肩关节肩关节提供的外展、内收、前屈、后伸等运动功能。同时，肩胛骨还是肩关节周围的众多肌肉的起止点。结构上，肩胛骨是连接躯干与四肢的重要结构，肩胛骨与锁骨联合在一起。构成了肩关节的完整性。对于肩胛骨的恶性肿瘤等情况，往往需要进行肩胛骨的完整切除。失去肩胛骨以后，肩关节在结构上和功能上都很难恢复正常。以往的假体技术，很难设计生产出合适的肩胛骨假体。因此，以往肩胛骨缺损往往进行肩关节悬吊或旷置。但这样的情况会引起双侧肩关节外形不对称、不美观，也会影响肩关节的活动，给患者的生活带来不便。

使用 3D 打印技术，可以设计出结构和功能均满足患者需求的肩胛骨假体。在外形上。肩胛骨假体与原肩胛骨几乎相同，也具有 2 个面、3 个缘、肩峰、喙突、关节盂等重要的解剖结构。与其他 3D 打印假体不同的是，肩胛骨假体没有骨性连接结构，所有结构均是软性连接，这种要求在假体设计时，需要考虑软组织的贴附连接（图 10-20）。

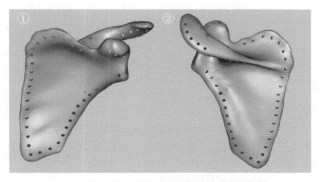

图 10-20　肩胛骨假体周围软组织的贴附连接设计

2. 典型病例　女性、34 岁，右肩胛骨尤文肉瘤。通过采集患者图像数据信息，三维建模后完成肩胛骨假体外形设计，预留韧带软组织附丽孔道，并采用大量多孔轻量化设计。肿瘤完整切除后，将 3D 打印多孔钛合金个性化肩胛骨假体与肩关节周围韧带和肌肉软组织缝合固定，重建效果满意（图 10-21）。

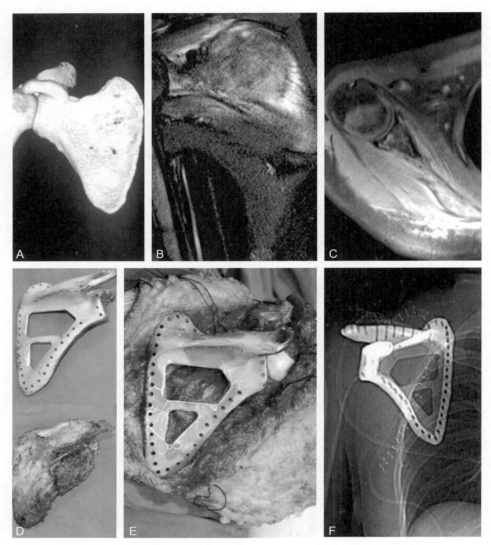

图 10-21　肩胛骨肿瘤切除、3D 打印多孔钛合金个性化肩胛骨假体重建

参 考 文 献

[1]　李建民，李振峰. 中国脊柱肿瘤外科治疗存在问题及面临的挑战 [J]. 中华骨科杂志 ,2018,38(10):577-579.

[2]　郭卫，王毅飞，张熠丹，等. 3D 打印组配式骨盆假体重建骨盆肿瘤切除后骨缺损 [J]. 中华骨科杂志 ,2016,36(20):1302-1311. DOI: 10.3760/cma.j.issn.0253-2352.2016.20.004.

[3]　裴延军，吴智钢. 西京医院骨科完成亚洲首例 3D 打印钛合金骨盆假体植入术 [J]. 中华创伤骨科杂志 ,2014,16(5):7. DOI: 10.3760/j.issn.1671-7600.2014.05.028.

[4]　Xu M, Wang Z, Yu X C, et al. Guideline for Limb-Salvage Treatment of Osteosarcoma[J]. Orthop Surg, 2020.

第 11 章

3D 打印个性化定制假体应用准入与监管

第一节 3D 打印个性化定制假体临床应用相关法规

定制式医疗器械应区别于患者匹配医疗器械，两者同属个性化医疗器械。定制式医疗器械是指为满足指定患者的罕见特殊病损情况，在我国已上市的产品难以满足临床需求的情况下，由医疗器械生产企业基于医疗机构特殊临床需求而设计和生产，用于指定患者的、预期能提高诊疗效果的个性化医疗器械。因此，定制式医疗器械具有以下特点：一是用于诊断治疗罕见特殊病损情况，预期使用人数极少，没有足够的人群样本开展临床试验；二是我国已上市产品难以满足临床需求；三是由临床医师提出，为满足特殊临床需求而设计生产；四是用于某一特定患者，预期能提高诊疗效果。

患者匹配医疗器械是指医疗器械生产企业在依据标准规格批量生产医疗器械产品基础上，基于临床需求，按照验证确认的工艺设计和制造的、用于指定患者的个性化医疗器械。患者匹配医疗器械具有以下特点：一是在依据标准规格批量生产医疗器械产品基础上设计生产、匹配患者个性化特点，实质上可以看作标准化产品的特定规格型号；二是其设计生产必须保持在经过验证确认的范围内；三是用于可以进行临床研究的患者人群。

对于满足临床实践中的罕见特殊个性化需求的定制式医疗器械，我国实行备案管理。在设计加工质量控制和设计开发医工交互的基础上，备案人明确说明使用的必要性，包括患者病损特殊性、定制式医疗器械特点、预期提高疗效等，明确临床使用方案（包括患者救治预案），即可完成实际应用前的临床评价，但必须进行后续的追溯和持续评价，对监管部门进行年度报告。从风险控制的角度出发，定制式医疗器械不得委托生产，备案人应当具备相同类型的依据标准规格批量生产的医疗器械产品注册证，相同类型是指主要原材料、生产工艺、技术原理、结构组成、关键性能指标及适用范围基本相同。

值得强调的是，患者匹配医疗器械，符合《医疗器械应急审批程序》有关规定的医疗器械，以及含有药物成分或者细胞、组织等生物活性成分的定制式医疗器械均不适用于备案管理。这些产品均应按照常规产品进行临床评价。当定制式医疗器械临床使用病例数及前期研究能够达到上市前审批要求时，符合伦理准则且真实、准确、完整、可溯源的临床使用数据，可以作为临床评价资料用于注册申报，产品可作为患者匹配医疗器械进行申报。

临床评价资料的结论应针对每一种临床适应证，明确地概述通过评价得出的关于器械用于其预期用途的安全性、临床性能和（或）有效性的结论，阐明识别到的风险是否已经通过临床数据得到了解决，与患者受益相比，相关风险在可接受范围内。

对于附条件上市的产品，包括治疗严重危及生命且尚无有效治疗手段疾病或防治罕见病的医疗器械，在临床前研究时就已经开始充分运用"可比较"器械的临床评价思路，与现有诊疗方法和已上市产品进行充分的比较研究，明确申报产品预期优势与患者受益。产品上市前后，临床评价都在持续进行，申请人需充分考虑上市后预期收集的数据与上市前已收集数据间的平衡性，综合评估风险受益。上市前已收集数据应当能证明产品已显示疗效并能合理预测或判断其临床价值。在此基础上，附条件上市才有助于增加患者及时使用新器械的机会。所附条件表明了对进一步临床评价具体的要求，包括继续完成上市前试验、启动新的上市后试验、上市后临床使用经验数据的收集、上市后完成所附条件要求的时限等。

医学 3D 打印医疗器械临床试验的主要评价指标，应考虑疾病类型、目的效能及期待的临床效果，并结合动物实验等非临床研究资料进行综合设定。针对用于罕见病治疗的医疗器械，其临床前经过充分的研究或有其他证据能够确定患者使用该器械受益显著大于风险的，在与国家药监局技术审评部门进行沟通的前提下，可免于进行临床试验。

统计学设计应考虑学习曲线的影响，尤其对于医学 3D 打印参与地、医工交互强度和个性化定制性极强的精准医疗技术。如果学习曲线陡峭，可能会影响产品使用说明书的相关内容及对用户培训的要求，同时，设计开发过程中对器械使用相关的人为因素研究也会影响使用说明书的相关内容。

在需要长期临床随访的情况下，或对治疗严重危及生命且尚无有效治疗手段疾病的医疗器械，很多安全性、有效性的临床终点可以被提前证明。随着更加灵活客观、经济有效的统计学方法被引入医疗器械的临床试验，例如贝叶斯方法和动态适应性设计，其中分析的设定显得日益重要，这可以为提前终止试验和数据监测提供统计学证据。医疗器械临床试验入组病患的基线风险、多中心试验和多重性比较问题，都可能需要引入亚组分析。

针对治疗严重危及生命且尚无有效治疗手段疾病的医疗器械的临床试验，可以将替代指标纳入研究设计。临床试验替代指标是指可显示疗效并合理评估产品临床价值的指标，可不是临床试验主要评价指标，不直接衡量长期临床获益。临床试验替代指标的确定需要根据疾病、长期终点和预期作用之间关系的合理性及支持这种关系的科学证据进行判断。申请人应提供证据证明替代指标与临床试验主要评价指标的关联性和可评价性，包括：①替代指标与临床结果的生物学相关性；②替代指标对临床结果判断价值的流行病学证据；③临床试验中获得的"试验器械对替代指标的影响程度与试验器械对临床试验结果的影响程度"相一致的证据。

对于治疗罕见病的医疗器械的临床试验，病例数（尤其阳性病例数）可不满足统计学要求，但研究者应明确病例数确定的合理依据。这时的罕见病为国家卫生健康委员会、科学技术部、工业和信息化部、国家药品监督管理局、国家中医药管理局联合公布的罕见病目录中所包含的疾病。

对于无源植入性骨、关节及口腔硬组织个性化增材制造医疗器械，病源有限或标准化产品不适宜作为对照时，经过临床试验前的临床评价判定为"无可替代情形"的，可以开展不少于 10 例的观察研究，每个临床机构应当开展不少于 5 例的研究。可以和申请人以往的历史数据进行综合分析并纳入统计，根据疾病类型和临床获益确定研究终点，研究终点为至少 3 个月，但应持续跟踪临床病例直至临床转归的稳定状态。试验过程中应着重观察使用过程中发生的不良事件、使用过程中临床医师操作性能、植入假体的初始稳定性、患者的功能恢复及生存质量的早期改善等。

第二节　3D 打印个性化医疗器械技术审查指导原则体系

在定制式医疗器械监督管理规定研究、制定的同时，国家药品监督管理局医疗器械技术审评中心也在开展个性化医疗器械技术审查指导原则体系的建设，从技术审评角度出发，提出产品上市注册所需的技术资料，指导行业研发和生产。

2019 年 9 月，《无源植入性骨、关节及口腔硬组织个性化增材制造医疗器械注册技术审查指导原则》率先发布。作为该领域第一个指导原则，系统性阐述了将增材制造加工技术应用于骨科和口腔医疗器械，实现解剖和功能匹配的精准修复、治疗的基本要求，具有一定的普适性和前沿性。全文分为前言、适用范围、技术审查要点、审查关注点和编写单位五个部分。其中，"技术审查要点"部分占比最多，也最具指导意义（表 11-1）。

表 11-1　《无源植入性骨、关节及口腔硬组织个性化增材制造医疗器械注册技术审查指导原则》组织框架

前言		
一、适用范围		
二、技术审查要点	（一）产品名称	
	（二）产品结构与组成	
	（三）型号规格	
	（四）产品工作原理 / 作用机制	
	（五）注册单元划分原则和实例	
	（六）产品适用的相关标准	
	（七）产品适用范围 / 预期用途	
	（八）产品风险分析资料	
	（九）产品的研究要求	
	（十）产品技术要求	
	（十一）同一注册单元内注册检验典型性产品确定原则	
	（十二）产品生产制造相关要求	1. 个性化增材制造医疗器械医工交互条件 2. 个性化增材制造医疗器械医工交互能力确认
	（十三）产品临床评价要求	
	（十四）产品的不良事件历史记录	
	（十五）产品说明书和标签要求	
三、审查关注点		
四、编写单位		

通过风险识别，指导原则确定了需要重点关注的产品风险，即医工交互的产品设计开发和增材制造生产体系。该内容也在"产品生产制造相关要求"中进行了详细阐述。在常规医疗器械设计开发中，临床需求往往一次性地转化为了产品，除非临床中发生投诉、抱怨或不良事件，否则设计不再轻易更改，这样也为批量化生产提供了基础。而对于个性化医疗器械，特别是定制式医疗器械来说，每件产品都来源于不同的解剖匹配和缺损修复需求，这就反复考验着设计开发环节的能力。在指导原则中，首次提出了设计开发环节中"医工交互"的必要性和重要性，这也是个性化医疗器械体现"以临床为导向"设计研发的显著特定。任何医疗器械的设计开发，离不开对于设计输出符合输入的性能验证，也少不了产品满足临床需求的确认，谁来做确认工作？毫无疑问，医生是最合适的人选。所谓医工交互，就是要使医生从设计研发的幕后走向台前，赋予其参与医疗器械研制的权利，也明确其相应的责任。从患者影像学数据的采集、患处结构三维重建，到个性化假体设计成形、个性化手术方案确定，以及实施手术和随访，都需要医工交互团队的协作。可以说，这是一个需要不断积累经验才能逐渐磨合、相互促进和激发创造力的过程，有其相应的学习曲线。而为了避免在磨合过程中发生"动作变形"，甚至"走向殊途"，指导原则在学习曲线上设置了"打卡区域"，通过过程管理控制结果达到预期。例如，要求医工交互团队共同完成设计输入，并签字确认产品所需的设计要求清单；经确认和验证后，医工交互确认并在《产品设计方案》上签字；产品使用后，医工交互团队共同开展不良事件监测等。医工交互是一种工作机制，也是一种必备的能力。

这类产品的另一个风险点是采用了增材制造这种新型的加工方式。相较于减材制造，增材制造有着节省原料、产品轻量化、复杂解剖匹配成型等优点。但是优势背后也存在新的管理风险。三维重建软件、假体设计软件、原材料、3D 打印机及其打印工艺参数、后处理工艺，各环节的测量、加工精度都影响产品结构和尺寸的实现，失之毫厘，差之千里。标准化产品尚且可以"削足适履"，个性化医疗器械必须要精准适配。除了环节多、精度要求严格外，物料控制也是在生产体系中需要重点关注的内容。材料的性能很大程度上由比表面积决定，特别是小尺寸领域，尺寸降低一个数量级将会引起几个数量级的性能差异。原材料如为微纳米级金属粉末，则需要重点关注粉末的来龙去脉，也就是"选购、贮存、使用、回收、去除（清洗）和残留表征"全流程。指导原则也在这方面做了大量的阐述。同时作为个性化增材制造指导原则体系中的第一个文件，它也起了重要的引领作用。个性化医疗器械非批量化生产产品，针对每个设计进行完整的台架试验是不现实的，也缺乏合理性。建立一种替代验证方法是当前和未来的需要。指导原则"产品结构和机械性能"研究要求中首次提出"使用等效模型进行机械试验"，而这种等效模型预期可以替代产品本身。2020 年，在《定制式个性化骨植入物等效性模型注册技术审查指导原则》中将等效模型定义为"与临床预期使用情况的几何结构、形貌、材料属性、固定方式、力学环境和生物整合机理等相等效的数值和物理模型"，并对等效模型建立的要求和方法进行了深入阐述。前文不断提到的医工交互在《个性化匹配骨植入物义工交互质控注册技术审查指导原则》有了针对性的介绍。除此之外，2019 ～ 2020 年度，审评中心陆续制定了《3D 打印髋臼杯产品注册技术审查指导原则》《3D 打印人工椎体注册技术审查指导原则》等多个相关指导原则，对不同产品类别下具体的产品设计和临床要求进行了指导和规范。同时，还有部分指导原则正在制订中（表 11-2）。

表 11-2　个性化增材制造医疗器械指导原则体系建设

发布时间	指导原则名称
2019 年发布	《无源植入性骨、关节及口腔硬组织个性化增材制造医疗器械注册技术审查指导原则》
2020 年发布	《定制式个性化骨植入物等效性模型注册技术审查指导原则》 《个性化匹配骨植入物医工交互质控注册技术审查指导原则》 《3D 打印髋臼杯产品注册技术审查指导原则》 《3D 打印人工椎体注册技术审查指导原则》 《3D 打印定制下颌骨假体注册审查指导原则》
2020 年待发布	《3D 打印脊柱融合器产品注册技术审查指导原则》
2020 年起草	《增材制造聚醚醚酮植入物技术审查指导原则》 《个性化骨科口腔医疗器械现场审评指导原则》 《增材制造口腔修复用激光选区熔化金属材料注册技术审查指导原则》

研制出色的个性化医疗器械产品，需要对其全生命周期进行精准风险控制。保障和维护个性化医疗器械产业平稳、健康发展，需要从顶层设计开始，不断完善法规、规范性文件、标准等多个维度体系建设，更快地推广可接受的验证方式和方法，加强事前和事中管理，早期介入，全程监管。

第三节　3D 打印个性化定制假体及其配套工具医工交互路线方法

一、3D 打印个性化定制假体及其配套工具医工交互路线方法

3D 打印个性化定制假体及其配套工具的设计开发过程中，医师可将自己的治疗理念和重建经验融入到个性化定制假体设计当中，弥补了传统假体重建技术之不足，然而，个性化定制假体设计的多样性和制备技术的局限性也导致假体使用的高风险，如果未进行很好的医工交互，不熟悉 3D 打印个性化定制假体的工艺特点，未按照国家药品监督管理局颁布的审查指导原则进行全生命周期监测与评价，设计制备出的假体在使用中很可能会出现事与愿违的不良结果，因此医工交互工作贯穿定制式产品的设计开发始终。

医工交互指临床信息与工程设计信息按照 YY0287（ISO 13485）中"设计与开发"的基本原则，进行交流、沟通、互动、互补等合作及制衡。其中，医生在设计开发各环节均有深度主导性，研发质控有赖于对其行为的大量系统化控制。工程师（包括统计师）从生产企业研发体系的角度，将医生的需求转化为工程内容，同时限定医生间自由度，确保性能的稳定性。

本节参考《个性化匹配骨植入物及配套工具医工交互质控审查指导原则》，同时总结多类 3D 打印个性化定制假体及其配套工具的实践经验，聚焦于"医工交互"的内容，暂不包括对生产"转换"阶段的讨论，不限于增材制造（3D 打印）等具体的生产加工工艺。

本节主要从设计开发的程序、策划、输入、输出、评审、验证、确认、更改及记录与留样等环节介绍 3D 打印个性化定制假体及其配套工具医工交互路线方法。

二、3D 打印个性化定制假体及其配套工具医工交互各环节要点

（一）程序

3D 打印个性化定制假体的通用设计程序如图 11-1 所示，包括策划、输入、输出、验证和确认 5 个主要步骤；在验证不满足要求的情况下，触发修改工作；根据前序已植入产品临床随访结果，对后续实施病例的产品进行设计更改；设计程序的所有步骤都在评审监督下开展；所有流程都需进行记录与留样。其中，骨植入物的"输出"结果将触发配套工具的设计程序。

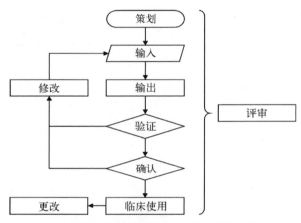

图 11-1　3D 打印个性化定制假体的设计程序

（二）策划

医工交互策划环节的内容主要包括共同论证个性化定制假体及其配套工具设计制作的可行性、手术方案交互、共同确立设计实现技术路线，同时注意个性化定制假体特殊的手术入路及其对配套工具设计功能和性能的影响。

（三）输入

3D 打印个性化定制假体及其配套工具的输入包括病患处影像学数据、假体三维模型设计、植入后使用效果分析及手术规划方案。

（四）输出

3D 打印个性化定制假体及其配套工具的输出包括设计所使用的医学影像数据、重建的病患部位三维模型、终产品的三维 CAD 模型（应使用通用三维模型格式，例如 IGES、STEP、STL 等）和产品使用说明。每件产品的使用说明中需明确产品的设计原则、设计步骤、输入环节中的设计要点、设计分析报告、产品接受准则和检验规则、产品使用方式等。

（五）评审

3D 打印个性化定制假体及其配套工具设计开发的各阶段均需要医师与工程师的系统评审并构建决策树，主要集中在输入输出验证确认阶段，针对患者影像数据获取的正确性，临床诊断与影像诊断的一致性，病理模型的细化程度与准确性，图像分割重建、模型构建、

手术规划与工具的匹配性，假体与病理模型的匹配性，镜像拟合重建的合理性，各功能区划分的合理性等。在工程师判定必要时进行设计更改的可行性，确保各项输入均可被验证和确认。评审记录应该有模板化格式，记录所有阶段的评审过程与结果，包括每一轮评审发现的问题、整改措施、修正结果，对产品设计规范的调整与改进。

（六）验证

3D 打印个性化定制假体的验证包含"确保其在服役过程中能够安全、有效地替代缺损部位的功能"的目的，对其验证包括设计开发评价、伴随样品的理化性能测试、产品生物力学性能测试等；配套工具的验证需保证其在手术过程中能够准确实现对截骨等关键步骤的辅助定位，其验证主要通过对辅助工具的使用模拟和手术方案验证。

（七）确认

3D 打印个性化定制假体仅用于某一特定病患，应关注临床确认的抽样统计、代表产品选择、临床评价产品与放行产品的区分。其设计确认重度依赖既有类似病例所累积的治疗数据、仿真台架模型及动物模型力学性能测试，而基本上无法在使用前完成大规模临床研究。

（八）修改

前文提到在验证不满足要求的情况下，将触发修改工作。3D 打印个性化定制假体应确定何种情况下需进行设计修改，确定设计修改工作涉及的设计流程，设计修改结果的验证和确认指标。

（九）更改

每一例 3D 打印个性化定制假体的设计都要经历前述设计开发评审、验证和确认的流程。若新产品相较于前序产品，主要功能、软硬组织固定方式的设计发生改变，或临床评价指标的累积数据趋势突破了预设可接受限，应重新分析前序已植入或已使用产品的风险，增加对前序病患的随访时点、随访内容、预防性的干预措施、再干预治疗，并将相关经验纳入后续新产品的设计开发中。

（十）记录与留样

按照解剖部位与功能需求（尤其主应力区），将 3D 打印个性化定制假体划分为不同的产品族，分别进行设计开发文档的记录和存档，文件存储应严格按照设计开发的时间轴进行存储，避免未经授权的单方面改动，且输入输出的数据及记录须确保可追溯性。同时，数据拥有者可能是多方和多时空分布的，因此需保证数据的不可篡改性与信息的安全性。

第四节　3D 打印个性化定制假体及其配套工具医工交互质量控制

　　与依据标准规格生产的医疗器械不同，标准规格 3D 打印个性化定制假体及其配套工具的设计开发过程中存在诸多"不确定性"，终产品的质量直接取决于医工交互环节的质量控制。本节基于个体化下颌骨假体、定制正颌导板及钛板、髋臼周围型个体化下颌骨假体、髋臼周围型肿瘤髋关节假体、骶骨肿瘤假体、定制式多节段人工椎体等多类骨科个性化定制式产品实践经验，结合本章第三节 3D 打印个性化定制假体及其配套工具医工交互路线方法的内容，针对医工交互质量控制进行探索讨论。

（一）程序

程序文件应明确触发条件、必经步骤、结束条件及与相邻方便的衔接过渡，建立流程图，并对每一流程都应建立相应的质量控制方案。

（二）策划

策划过程对主持和参与 3D 打印个性化定制假体及其配套工具设计制作的医工双方人员需有相关的资质要求，并明确各自的职责。根据《指导原则》和《团体标准》，对已供双方应具有以下交互能力。

1. **临床医师交互能力**　"医"方应由三甲医院中具有正高级职称的医师主持个性化匹配骨植入物及其配套工具的全部流程，该医师团队应有运用传统标准化产品开展同等病患部位与病情下类似手术的既往经验。

2. **设计开发人员交互能力**　设计开发人员需具备熟练的设计开发能力，尤其是对设计开发过程中软件的兼容性、数据转换的正确性和完整性有充分的掌控能力；了解相关法规；掌握相关医学知识，熟知所设计开发的个性化定制式医疗器械的标准和性能要求，能够与临床医师直接沟通，并能够对临床医师所提出的定制要求提出专业性和创造性的改进意见。根据《指导原则》"工"方参与设计开发人员需具有个性化匹配骨植入物设计经验或具有 3 年以上类似植入术式的非个性化匹配植入物的设计与开发经历。

3. **生产管理人员交互能力**　生产管理人员需具备相应的操作技能，掌握本职岗位相关的技术和要求，以满足定制式产品生产操作要求；掌握相关医学知识，同时必须经过相关权威性医师培训机构或行业组织的专业培训，熟知所生产的个性化定制式医疗器械的标准和性能要求。

4. **医疗机构交互条件**　开展定制式医疗器械临床应用的医疗机构应当具备国家相关监管规定要求的条件。

5. **生产企业条件**　生产企业应获得医疗机构或临床医师的委托，并应具备以下生产条件。

（1）具备个性化定制式医疗器械研制能力和研究基础，并符合相应的质量管理体系。

（2）有个性化定制式医疗器械研制、生产所需的专业技术人员。

（3）有相同类型的依据标准规格生产的医疗器械注册（备案）证及相应生产许可证（境外生产企业应提交注册地或生产地址所在国家（地区）医疗器械主管部门出具的企业资格证明文件。

（4）有相同类型的依据标准规格制造的医疗器械生产能力和生产经验。

策划文件应对"医"和"工"的工作内容传接过渡做出明示，应有针对性地培训及周期性考核计划，可考虑运用虚构的测试模块，对医工的输入、输出及评审等能力进行模拟测评。策划文件的文本内容应事先确立标准化格式，至少包括依解剖部位细分的产品设计立项文件和确认文件，立项文件至少包括个性化定制植入物治疗的必要性和可行性论证，并按照 YY/T 0316 设定风险分析和管理计划。

（三）输入

医工双方在个性化定制假体的设计输入中，应明确个性化治疗的需求，确定替代组织结构的设计依据，明确病变组织与替代物的关系（包括硬组织固定方案、软组织固定方案等），指出骨植入物拟采用的材料及其力学性能，明确骨植入物在人体内的受力情况并适当对其进行简化，明确骨植入物的设计分析目标和（或）安全系数，明确对骨植入物设计的安全性和有效性的评价指标。

在影像学数据输入和处理中应确定原始设计数据来源、确定需重建组织的范围、重建模型与原始数据之间的误差允许范围等，医学影像学数据的输入，设计输入文件应明确软硬件参数要求，应对该平台经过必要的验证，确保传输过程中数据的安全性、可重复性、正确性和完整性。医工交互涉及多个环节和软件，因此文件必须兼容所使用不同软件的应用程序，减少手动分割以减少设计师之间的差异。

（四）输出

设计开发人员应根据设计开发输入的全部信息，确定输出文件的格式及内容。主要内容除临床需求、设计开发、产品制造相关参数外，还应注明患者姓名、器械名称、使用周期、输出时效、传输方法、验证条件及保密要求。设计开发的输出应当考虑输出时效、传输方法及接收数据的设备所具备的基本性能，以保证生产结果完全体现设计意图。医师应在工程人员的帮助下反复观察评估三维模型文件，对输出的三维模型文件进行反复评估，明确质控参数的接受标准。

（五）评审

评审记录应有模板化格式，记录以上各方面的评审过程与结果，包括发现的问题、整改措施、修正结果、对产品设计规范的调整与改进以及设计的参加者和审评日期，保持医工交互的输出结果符合输入要求。

（六）验证

1. 植入物验证过程中主导个性化设计的医师应当主动、充分、详细介绍个性化产品的目标、特性、功能以及可能存在的不足，以供同行及上级医师更有效地复验。

2. 通过进行临床医师之间的背对背盲态设计交叉复验，以调整和细化设计规范，减少医师因素造成的个体内差异。除主刀医师外，还应引入另一名同资质医师进行交叉设计，差异过大时引入第三名医师，直至差异局限于预定范围内。鉴于满足特定资质的临床医师资源有限，定制医师可能来自于不同的医疗机构。因此，交叉设计验证时即应充分运用"多中心"概念，即复验者可盲态来源于其他医疗机构，以更好地明确并控制医师因素造成的个体内差异。无论是多中心形成的个体内差异度，还是个体间差异度，都是临床"确认"时基线风险分析的基础。

3. 验证文件应明确差异限度、交叉复验时限，并规定交叉复验的揭盲程序。对复验出的差异度，应归入历史文档并采取技术手段防止修改。应统计交叉复验的结果，并迭代累积相近病患与产品，明确个体间设计差异度，后续的设计开发"确认"与此相关。

4. 使用 3D 打印病理制件模拟手术方案，确保植入物与患处软硬组织的匹配。临床影像信息的重复采集与对比，也是对设计模型评价的验证过程。医师将对解剖学及产品预期作用进行评估，验证文件应限定评估量表，明确量化指标。

5. 个性化定制式假体的独特性，利用有限元分析等模拟手段随产品的理化性能进行分析，可以通过伴随样件的理化性能测试。

6. 产品生物力学性能测试。模拟骨植入物在人体的使用环境，建立相应的测试工装，对骨植入物的力学性能进行测试。若骨植入物中存在多孔的骨结合区，需单独对多孔区域的力学性能进行测试，并进行骨及血管长入的动物实验，以支持骨传导与骨整合作用。鉴于病损匹配的时效要求，这些验证测试均需建立在对以往测试数据分析的基础上，而不宜每件均开展新的测试。验证文件应细化触发新试验的条件。

（七）确认

主刀医师术前完成对解剖匹配性与功能适配性的确认，须预先设定确认单的内容与参数，明确记录新病例的调整及相应评审过程。设计开发确认围绕临床预期用途延伸至上市后，生物统计师应与医师预先制订长期临床研究与统计分析计划（包括数据统计步长/周期），进行主动的、前瞻的、有计划的上市后临床研究。工程师与医师需按照既定程序，依据前序产品评价指标的累积汇总趋势，持续改进后序产品设计。

（八）修改

在设计开发和生产过程中，如果出现患者病情变化等因素导致设计开发不满足临床需求或其他情况需要进行设计开发更改，应提供充分的理由和更改路径，再次由医工交互团队签字确认。

（九）更改

在个性化设计植入的应用随访过程中医生应适时与工程人员沟通交流前序植入物的应用随访情况，并将临床随访数据应用于后续开发设计的改进工作中。因个性化设计的临床数据有限，更需要临床随访数据的反馈来提高植入物的精确度。应根据风险再评估的结果，确定因为变更而需要重新进行的设计、生产验证/确认工作。针对需要重新开展的工作，严格按照前述相应的流程和要求展开工作。特别注意要对加工制造过程的可行性进行验证，确保加工制造过程稳定、受控。应按照质量体系的要求对文件进行归档处理，确保工作的可追溯性。企业应设定风险再评价的程序与具体分析要点，并对再评价结果与采取的应对措施及影响结果进行记录，应将对历史病例的术后再干预列入临床确认方案中。

（十）记录与留样

医工交互团队各方均应建立独立数据库，用于保存医工交互全过程数据信息，并由专人负责维护保管。数据存储方式应记录在相关交互文件中。设计开发生产资料应保存齐全，确保定制式医疗器械的重现性。在独立数据库的基础上建立数据追溯制度和通道，建立使用报告制度、信息追溯制度、再评价制度和器械终止应用制度。除非得到患者许可，任何人不得将数据提供给医工交互团队、伦理委员会及国家/地方食品药品监督管理局以外的相关机构和个人定制式医疗器械的生产，应以器械同一工艺标准拉伸试样的实物形式留样和数据形式备份保存，且应规定留样数，以满足临床使用、追溯样品备查及性能检测等需要。医工交互团队各方均应建立控制程序，定期收集、评估定制式医疗器械临床使用效果，用于改进器械性能和降低器械风险。

第五节　3D 打印个性化定制假体质量体系特殊要求

一、3D 打印个性化定制假体的特点

与标准化假体相比，3D 打印个性化定制假体可用于满足患者的特殊需求，其无法保

证上市前产品设计定型、上市后即可使用，也无须规模化量产，且为达到个性化目的，生产加工工艺也与标准化产品有所不同。

（一）产品原材料及生产加工工艺

目前个性化定制假体所使用的材料在成分上与标准化骨植入器械并无太大差异，均可采用临床上普遍接受的材料，如钛合金等金属材料或聚醚醚酮等非金属材料，但由于生产加工工艺的改变，所需产品材料状态有所不同。标准化假体通常采用机械加工方式，使用锻造、铸造钛合金材料；而个性化定制假体采用 3D 打印方式，则需要原材料的状态为粉末或线材，以方便打印。

（二）产品设计人员组成

标准化假体通常由工程师结合临床需求在生产企业内部完成，而个性化定制假体较标准化假体增加了一个预期目的，就是满足患者的特殊需求，因此在实际应用时，需要医务人员提出相关需求。产品设计人员组成发生了变化，需要将外部医疗机构的医疗人员纳入，与工程师共同完成产品设计，设计人员的组成变动增加了个性化骨植入器械的不确定因素。

（三）设计验证、确认过程

标准化假体可保证在上市前完成产品性能验证和确认，但 3D 打印个性化定制假体会随患者不同而导致实际应用产品设计不确定，上市前性能无法进行充分的验证和确认，为个性化定制假体能否达到临床预期目的增加了未知风险，对 3D 打印个性化定制假体上市前需开展的设计验证和确认的质量体系控制提出了新的挑战。

二、3D 打印个性化定制假体质量体系特殊要求

由标准化向个性化转变，产品设计开发、生产过程都发生了变化，因此对 3D 打印个性化定制假体的生产质量管理体系方面提出了更多要求，在不同程度上增加了 3D 打印个性化定制假体全生命周期内的风险水平。

（一）机构和人员方面

3D 打印个性化定制假体的产品设计是生产企业和医疗机构的智慧和技术能力的有机结合，工程师和医务人员的能力是产品质量的保证，工程师的能力和经验积累可用于判定临床需求的合理性和可实现性，医务人员对器械设计的基本认知及工作水平可用于判定产品设计是否满足患者需要。3D 打印个性化定制假体在构建质量管理体系时，应在参与设计的医务人员和工程人员分工、职责界限和沟通机制明确的基础上，对各人员工作内容及工作过程提出质量控制要求，如产品的设计输入、设计输出结果必须经过医务人员的确认，医务人员和工程人员各自工作任务中需提供的信息应明确，医务人员和工程人员之间沟通的信息应完整、准确。

（二）设备方面

3D 打印个性化定制假体因其设计的多变性，在生产过程中无法形成统一的过程检验标准，需加强设备稳定性控制，包括设备的软硬件，如器械设计软件、数据处理软件、器械功能分析软件、器械验证设备、性能检验设备、器械生产设备等。即使这些软硬件在事先已进行充分的验证和确认，实际应用时也可能出现问题，如设计人员不同会使设计过程、数据处理过程以及功能分析过程都与前期验证、确认的内容有所差异。因此为避免这些差

异引发新的风险，过程监测和控制就显得尤为重要，除了在考虑设备误差的前提下对设备进行充分验证，还应对设备的控制建立细致的、适宜的操作规程，包括相关的程序文件、作业指导书、工艺参数及精度控制等。

（三）文件管理方面

3D 打印个性化定制假体在设计生产过程中会产生很多种类的数据，如设计输入的数据信息，包括患者数据、根据医生需求所确定的器械设计相关数据等；在器械设计生产过程中所产生的过程数据信息，包括图像处理数据、测试分析数据、医工交互数据等；最终应用于临床的器械数据信息，包括器械设计数据、生产设备参数、原材料信息等。在质量管理体系中应建立完整的、经验证确认的基本设计数据库，同时存储患者的数据和基于患者数据的器械设计数据，这些数据是假体的研究基础，也是对产品可追溯性的保证，在产品发生不良事件时可重现产品，用于对不良事件的分析。除常规的文件管理外，应加强数据文件管理，包括过程文件和结果文件管理，与标准化假体的文件管理应有所区分。

（四）设计开发方面

3D 打印个性化定制假体设计需求来源于临床特定情况，且其设计人员组成发生变化，在个性化产品的设计开发中形成了一种独特的医工交互过程，即医务人员参与的过程。按照《YY/T 0287-2017 医疗器械 质量管理体系用于法规的要求》医疗器械生命周期的概念来说，医工交互过程贯穿于产品的整个设计开发阶段，并持续到产品的临床使用，对医工交互过程的良好控制是实现对个性化骨植入器械质量的保证。医工交互过程的控制应有助于提高管理效率，医工交互过程的控制应有助于加强医工沟通交流的有效性，由于产品设计在工程上的限制，需通过医工交互实现临床需求与器械设计之间的平衡，最终双方通过设计生产角度以及医学角度达成共识。关于医工交互的质量体系特殊要求可参考本章第四节。

主要参考文献

[1] 国家药品监督管理局, 国家卫生健康委员会. 关于发布定制式医疗器械监督管理规定（试行）的公告（2019 年第 53 号）. [EB/OL]. (2019-07-04) [2020-06-03]. http://www.nmpa.gov.cn/WS04/CL2138/338728.html.

[2] 国家药品监督管理局. 关于发布用于罕见病防治医疗器械注册审查指导原则的通告(2018 年第 101 号) [EB/OL]. (2018-10-18)[2020-06-03]. http://www.nmpa.gov.cn/WS04/CL2138/331355.html.

[3] 国家药品监督管理局. 关于发布医疗器械附条件批准上市指导原则的通告 (2019 年第 93 号). [EB/OL]. (2019-12-20) [2020-06-03]. http://www.nmpa.gov.cn/WS04/CL2138/372289.html.

[4] 国家食品药品监督管理总局. 医疗器械临床试验设计指导原则（2018 年第 6 号）[EB/OL]. (2018-01-04)[2020-06-03]. https://www.cmde.org.cn/CL0112/6937.html.

[5] Center for Devices and Radiological Health & Center for Biologics Evaluation and Research Food and Drug Administration. Adaptive Designs for Medical Device Clinical Studies [EB/OL]. (2015-05-18) [2020-06-03]. http://www.fda.gov/MedicalDevices/NewsEvents/WorkshopsConferences/ucm518908.htm.

[6] 周贤忠, 刘仁沛. 2010. 临床试验的设计与分析——概念与方法学. 第 2 版 [M]. 北京：北京大学医学出版社：8.

[7] 国家药品监督管理局. 关于发布无源植入性骨、关节及口腔硬组织个性化增材制造医疗器械注册技

术审查指导原则的通告 (2019 年第 70 号). [EB/OL]. (2019-10-15) [2020-06-03].

[8] 郭晓磊，刘斌 . 定制式骨植入物及工具设计开发中的医工交互质量控制要点 . 中国医药导报，2018，15(20):160-177.

[9] 韩倩倩，黄东臣，杨静，等 . 定制式和患者匹配增材制造医疗器械医工交互全过程构成要素与控制方法研究 . 中国药事，2019, 33(12):1438-1443.